虽然三氧气体用于临床治疗对于很多人依然新奇，但实际上早在 20 世纪初叶，三氧就已经被用于各种疾病的治疗。

据记载，早在 1785 年，荷兰化学家 Martinus Marum 在做水面电击试验时曾经闻到一股异样的气味，当时他只把这一现象推测为电反应，而没有意识到他其实制造出了三氧。半个世纪后，Christian Friedrich Schönbein 注意到这种刺鼻的味道，并且发现其通常出现在雷电现象后。1839 年，他成功分离出这种气体并且命名为"ozone"。"ozone"一词源于希腊语，本意是"闻"或 "嗅"的意思。在第一次世界大战期间，战地医生将三氧用于感染的伤口，发现三氧不仅具有抗感染的作用，还有稳定血流动力学和抗炎效果。

三氧由三个氧原子组成，结构极不稳定，呈无色或淡蓝色（液态三氧呈暗蓝色），微溶于水。三氧最重要的功能是保护人类避免紫外线辐射损伤。在地球表面三氧以低于 $20\mu g /m^3$ 浓度存在时与生物有很好的相容性。虽然三氧具有危险的一面，但通过研究也确认其具有诸多治疗作用。近年来，由于精确医用三氧发生器的诞生，可以通过临床试验科学评估三氧的作用机制和毒性。三氧对有机化合物具有氧化作用，污染的空气中三氧对呼吸道有毒性作用。

三氧最早通过椎间盘和关节局部应用来治疗肌肉骨骼系统疼痛。基于其强氧化能力和结构的极不稳定性，目前被广泛应用于心血管系统、胃肠道、泌尿生殖系统、中枢神经系统、头颈部、皮下组织和周围血管疾病。尽管如此，迄今尚没有一部能够作为替代疗法的三氧治疗各种疾病的权威著作。这本《三氧医学》致力于探求和描述以往数十载三氧医学领域所取得的最重要成就，包括三氧历史、基础知识、应用途径及多个学科的临床应用。人们对三氧治疗本质和机制的认识已经取得了巨大成就，我本人用三氧疗法治疗椎间盘源性疼痛也有十余年的历史。我有理由相信，该书将成为有志于从事三氧治疗的来自各个学科医务人员的标准参考书，而且有助于鼓励和帮助他们在这个富有前景的潜在领域取得辉煌成绩。

最后需要说明的是，参与编写该书的主编和编者不仅在三氧治疗方面具有丰富的临床经验，而且在该领域内都颇具造诣，没有他们的无私努力，《三氧医学》一书不可能按期完成。借此机会，对所有完成著作及提供帮助的人致以诚挚谢意！

李相哲医学博士，理学博士，FIPP

韩国首尔大学医院麻醉与疼痛医学系

2020 年 1 月

三氧医学

主　编　安建雄　李　彤　方七五

科学出版社
北　京

内 容 简 介

三氧医学已经成为医学领域的研究和应用热点,本书系统介绍了医用三氧的作用机制、基础研究、发展前景及医用三氧在神经系统、口腔、外周血管疾病、感染性疾病、骨科、自身免疫性疾病等专科的临床应用。本书依托基础研究,紧密结合临床,有利于三氧医学的研究和临床应用更加系统、科学、规范。

本书可供从事医用三氧临床应用的医务人员及医用三氧基础研究人员阅读。

图书在版编目(CIP)数据

三氧医学 / 安建雄, 李彤, 方七五主编. —北京 :科学出版社, 2020.8

ISBN 978-7-03-065644-5

Ⅰ. ①三… Ⅱ. ①安… ②李… ③方… Ⅲ. ①氧疗法 Ⅳ. ①R459.6

中国版本图书馆 CIP 数据核字(2020)第 119459 号

责任编辑:李 玫 / 责任校对:张 娟
责任印制:赵 博 / 封面设计:蓝正设计

科学出版社 出版
北京东黄城根北街 16 号
邮政编码:100717
http://www.sciencep.com

北京华宇信诺印刷有限公司印刷
科学出版社发行 各地新华书店经销

*

2020 年 8 月第 一 版 开本:720×1000 1/16
2024 年 4 月第六次印刷 印张:10 3/4
字数:173 000

定价:78.00 元

(如有印装质量问题,我社负责调换)

编 著 者 名 单

主　编　安建雄　中国医科大学航空总医院
　　　　李　彤　兰州市妇幼保健院
　　　　方七五　中国医科大学航空总医院

编著者　（按姓氏笔画排序）
　　　　王　永　中国医科大学航空总医院
　　　　王　芮　清华大学华信医院
　　　　方七五　中国医科大学航空总医院
　　　　伍建平　中国医科大学航空总医院
　　　　刘　辉　中国医科大学航空总医院
　　　　刘丽英　中国医科大学航空总医院
　　　　安建雄　中国医科大学航空总医院
　　　　李　彤　兰州市妇幼保健院
　　　　李　聪　中国医科大学航空总医院
　　　　李灯凯　中国医科大学航空总医院
　　　　吴　哲　中国医科大学航空总医院
　　　　张文浩　中国科学院大学存济医学院
　　　　张东亚　清华大学华信医院
　　　　陈若文　中国医科大学航空总医院
　　　　赵文星　中国医科大学航空总医院
　　　　钮　昆　中国科学院大学存济医学院
　　　　高　蕾　中国医科大学航空总医院
　　　　郭耀耀　山西白求恩医院
　　　　韩　明　中国医科大学航空总医院
　　　　韩冲芳　山西白求恩医院
　　　　温　辉　北京大学国际医院

我由三氧医学的极端反对者转变为一名积极的倡导者，这个过程经历了整整6年。

我于1995年应刘进教授邀请来到中国医学科学院阜外心血管病医院，从事心脏外科术后疼痛规律研究和治疗，研究生毕业后分配到该院，开展硬膜外和星状神经节阻滞等麻醉学方法治疗顽固性心绞痛的临床和实验室研究。直到2001年初离开北京到美国学习，这段时间里并没有涉及三氧医学。2005年回国工作后发现用所谓"臭氧"治疗疼痛已经风靡全国，此前我无论在中国、美国还是英国学习和工作期间都未涉及三氧，加上我聘请的我国临床疼痛医学的创始人严相默教授的反对，我一直对"臭氧"持敌意态度。认识的改变出于一次偶然，2010年夏天的一个晚上，我在一宾馆大堂与同行等待世界疼痛医师协会主席的时候，倪家骧教授谈起他用三氧不仅降低了血脂，而且脂肪肝也消失了，这个案例有生物标记物和影像学证据，于是引起了我的高度重视，我对三氧医学立刻进行了调查，并迅速进入实践和研究阶段。本着"己所不欲，勿施于人"和多年来遵循的"把自己和亲人愿意接受的方法用于患者"的原则，除外半月神经节外，其他多数应用包括三氧自体血疗法、肌肉筋膜注射、膝关节和肩关节注射、背根神经节注射和直肠三氧灌注等都是在给我自己先使用后才给患者使用的。此后，我们的疼痛医学中心将三氧作为疼痛治疗的主要手段，三氧不仅取代了疼痛临床广为应用的激素，疼痛治疗的远期疗效也得以大幅度提高，并诞生了三叉神经节、背根神经节和腹腔注射等一系列原创性应用成果。其中三氧注射治疗三叉神经痛的研究成果发表在著名国际期刊 *J Pain Res* 后，吸引了美国杜克大学著名疼痛与神经科医生、神经生物学家 Wolfgang Liedtke 博士和德国临床免疫学会会长 Harald Renz 教授到访，并给予高度评价。 近年来我们在三氧抗 PM2.5、保护生殖功能、治疗阿尔茨海默病和干预睡眠剥夺导致的认知功能方面不断取得进展。

最近，我们对我国三氧医学历史重新进行了调研，在20世纪末（1999年）我国肿瘤科医生将三氧用于癌症的治疗；仿制出第一台国产医用三氧仪；21世纪初介入科医生开展椎间盘注射治疗疼痛；2003年出版了第一部中文版三氧医学专著；2017年建立了我国第一个合法的官方学术组织"中国民族医药学会疼痛分会三氧医学专委会"。2017 年第一次将三氧医学定义为利用气体、液态和固态等不同形态的人工医用三氧,通过全身或局部等不同途径用于人体,以达到预防和治疗疾病目的的应用学科。

随着三氧医学在我国的发扬光大,为三氧正名也显得越发迫切,"臭氧"是指自然生成或人工高压放电法处理空气后生成的、含有对人体有害甚至有致癌作用的氮氧化物的工业用三氧混合气体,而我们讨论的三氧则是指用医用三氧发生器在安全惰性环境下,对医用纯氧进行处理后得到的不含有毒物质的三氧与氧气的混合气体,在一定浓度范围内对机体没有危害性,没有致癌作用。如果我们继续沿用"臭氧",不仅有失文雅,而且也会引起疑问和误会。医务人员在医疗、教学和科研活动中使用科学正确的"三氧"称谓已是迫在眉睫。在此我们呼吁,三氧医学从业人员能自觉科学和规范地使用"三氧"这个医学名词,将有利于三氧医学进一步推广。

诺贝尔说,传播知识就是传播幸福。为了推广和规范三氧的临床应用,培养三氧医学人才,我们协同三氧医学同行,于 2016 年启动"三氧医学中国行"全国巡讲并取得极大成功,巡讲不仅在湘雅医院和齐鲁医院等具有悠久历史的医院举办,也走进各省市级有影响的医学中心,迄今已经进行了 88 项讲座,培训三氧医学医务人员近 3 万人,为我国三氧医学的健康发展奠定了人才基础。我们组织编写的这部《三氧医学》专著旨在为广大从事三氧医学的一线医务工作者提供临床参考。希望本书能为我国三氧医学的发展,为方便广大基层医务工作者,为造福广大患者发挥重要作用。

主任医师　博士生导师

中国医科大学航空总医院　副院长

中国科学院北京转化医学研究院　执行院长

国际三氧医学学会　首任会长

2020 年 1 月

目录

第1章 概　述

　　三氧临床用于治疗疾病的历史悠久，可追溯到 20 世纪初叶，目前已有 100 余年的历史。1915 年柏林医生首先利用三氧治疗皮肤病，随后三氧作为抗感染药物被德国军队在战争中用于治疗开放性伤口厌氧菌感染，德国牙科医生用来治疗口腔感染。1936 年法国医生 Aubourg 将 O_2-O_3 混合气体注入直肠治疗慢性肠炎与肠瘘，这是直肠三氧灌注的首次应用。1958 年德国的 Joaquim Hansler 发明了浓度剂量可调控的首台三氧发生器，为三氧的临床应用奠定了基础。1968 年 Wolff 首次应用三氧自体血疗法治疗疾病，并在 1972 年与 Hansler 一起成立了医用三氧学会，为推动三氧的临床普及做出了贡献。1999 年于保法率先在我国引进三氧疗法用于癌症治疗，2000 年何晓峰引进三氧疗法治疗腰椎间盘突出等疾病。近 20 年来，多种三氧疗法在国内得以推广。

　　三氧的临床应用是通过将不同浓度与容量的 O_2-O_3 混合气体与血液、液体、油等混合，根据不同的病情，采用静脉滴注、口服、外敷、皮肤浴、体腔内吹注或局部注射等方式进行治疗。

一、适应证

　　1. 慢性缺血性疾病

　　（1）脑动脉粥样硬化引起的缺血性脑病：短暂性脑缺血发作、脑梗死、脑栓塞等。

　　（2）冠状动脉粥样硬化引起的缺血性心脏病：冠心病、心绞痛、慢性心肌梗死、心肌供血不足等。

　　（3）外周动脉粥样硬化引起的缺血性外周血管疾病：下肢动脉硬化闭锁症、闭塞性血栓性脉管炎等。

　　（4）肾动脉粥样硬化引起的缺血性肾脏疾病：继发性高血压、肾功能减退等。

　　（5）肠系膜动脉粥样硬化引起的肠道功能减退而继发的各种疾病。

2．与年龄相关的黄斑退行性改变。

3．病毒感染性疾病：人类免疫缺陷病毒（HIV）、乙型肝炎病毒（HBV）、丙型肝炎病毒（HCV）等慢性病毒感染。

4．肺部疾病：慢性阻塞性肺疾病、支气管哮喘、肺气肿、哮喘等。

5．急性脑梗死及其后遗症：出血性脑卒中、缺血性脑卒中等。

6．代谢性疾病：高尿酸血症、高脂血症、糖尿病、痛风等。

7．皮肤病：湿疹、真菌感染、白癜风、银屑病、老年斑等。

8．恶性肿瘤：放、化疗增敏，减轻放、化疗患者疼痛感，提升患者自身免疫力等。

9．慢性疲劳综合征：主要指亚健康人群。

10．自身免疫性疾病：多发性硬化、类风湿关节炎、克罗恩病、干燥综合征等。

二、禁忌证

三氧化水或三氧气体进行局部注射、冲洗、湿敷、套袋等治疗时一般无特殊禁忌，但应根据推荐剂量控制浓度与容量。

（一）绝对禁忌证

1．葡萄糖-6-磷酸脱氢酶缺乏症（G-6-PD 缺乏症）（又称蚕豆病）。

2．毒性弥漫性甲状腺肿（Graves 病）。

3．血小板减少（低于 $50 \times 10^9/L$）或严重的凝血功能障碍者。

4．急性失血和出血倾向性疾病。

5．急性酒精中毒。

6．严重的不稳定性心血管疾病及急性心肌梗死。

7．抽搐。

8．血色素沉着。

9．接受铜剂或铁剂治疗的患者。

10．三氧过敏。

11．妊娠，尤其是妊娠早期。

（二）相对禁忌证

1．女性月经期。

2．年龄低于 18 周岁的未成年人。年龄上限目前尚无研究资料，安建雄团队三氧治疗的患者最大年龄为 90 周岁。

3．口服维生素或抗氧化剂期间或之后。

4．口服降压药血管紧张素转化酶抑制剂（ACEI）：三氧能够增加 ACEI 的降压作用。

5．抗凝药物：接受抗凝药物（如香豆素、肝素）治疗的患者，必须控制在国际标准化比值（INR）范围进行。

（韩冲芳　郭耀耀）

第2章 三氧的药理学知识

第一节 三氧的毒性作用

三氧因具有鱼腥气味、高浓度时呈现淡蓝色，因此又被称为臭氧、蓝氧。三氧有强氧化性，氧化性比氧气更强，可在较低温度下发生氧化反应。三氧在水中的溶解度大于氧气与空气，溶于水的三氧仍然具有氧化能力。三氧与不饱和有机化合物在低温下生成三氧化物，临床上常用三氧与不饱和脂肪酸反应后制成三氧化油，可外用治疗皮肤感染性疾病。

三氧存在于大气中，近地球表面浓度为 $0.001 \sim 0.03$ ppm（ppm，百万分之一）。大气中的三氧是大气中的氧气吸收了太阳光中波长 <185 nm 的紫外线后生成的。臭氧层可吸收太阳光中对人体有害的短波（30nm 以下）紫外线，使人类免受紫外线的伤害。

三氧同样也属于环境污染物，能参与多种大气污染物的化学转化过程，并对人类、生态系统、城市建设等造成伤害。国际环境空气质量标准（National Ambient Air Quality Standard，NAAQS）指出，在 $260\mu g/m^3$ 三氧环境中停留 1h 以上会出现组织细胞的损害，在 $320\mu g/m^3$ 三氧环境中活动超过 1h 就会出现咳嗽、呼吸困难及肺功能下降等症状。三氧还与生物体中的不饱和脂肪酸、氨基及其他蛋白质反应，长时间直接接触高浓度三氧后会出现疲乏、咳嗽、胸闷胸痛、皮肤起皱、头痛、恶心、脉搏加速、记忆力衰退、视力下降等症状。

三氧对呼吸系统有毒性作用，吸入不同浓度三氧导致的中毒表现见表 2-1。

三氧浓度的不断增加导致其毒性递增，国际三氧协会制定的大气卫生标准中三氧浓度为 0.1ppm、接触时限为 10h，美国标准为 0.1ppm、接触时限为 8h，德、法、日等国标准为 0.1ppm、接触时限为 10h，中国标准为 0.15ppm、时限为 8h。人对三氧的嗅觉临界值为 0.15ppm，一般人都能感知，所以这是制定大气卫生标准的参考点。浓度在 110ppm 内时对呼吸道的刺激比较强，称为刺激范围，大于 10ppm 以上容易引起中毒，称为中毒界限。

表 2-1　气态三氧对呼吸系统的毒性作用

三氧浓度（ppm*）	毒性表现
0.1	流泪、上呼吸道刺激
1.0～2.0	鼻炎、咳嗽、头痛、恶心、干呕，可发展为哮喘
2.0～5.0（持续暴露 10～20min）	进行性呼吸困难、支气管痉挛、胸骨后疼痛
5.0（持续暴露 1h）	急性肺水肿、偶发呼吸麻痹
10.0	4h 内死亡
50.0	数分钟内死亡

注：*ppm 百万分之一（V/V），即 $1ml/m^3$。三氧在 0.1MPa，0℃状态下密度为 2.14mg/ml，三氧浓度 1ppm=214μg/m^3

　　三氧对呼吸系统的毒性一般不会延伸至血液系统，因为两者在解剖学、生物化学和代谢方面存在极大差异。工业生产中接触到三氧的工人，即使没有三氧泄漏也应严格按照职业暴露防护标准佩戴呼吸防护罩。因此，临床治疗使用三氧时必须配置有效的排风系统以减少可能发生的职业暴露。

　　三氧治疗方面的毒性主要是其过度激活体内的氧化应激反应导致体内活性氧（ROS）产生过多所致。三氧过度激活氧化应激反应导致活性氧过多，与体内内源性产生的活性氧两者在本质上有所不同，三氧治疗产生的活性氧是在治疗过程中间断产生并且能够有效控制，而机体自身内源性活性氧代谢在整个生命活动中基本不受干扰。尽管线粒体能够将 95% 的氧转化为水，但是仍有一部分氧转变为活性氧和自由基，其中包含超氧化物 [含有超氧阴离子 O_2^- 的一类化合物，能够被超氧化物歧化酶（SOD）清除]。在某些特定情况下，活性氧与自由基在细胞内积累，引起细胞内结构和功能的破坏而引发疾病。有经连续多次三氧自体血治疗后诱发冠状动脉痉挛导致心肌梗死的报道。

第二节　三氧的药理特性

　　三氧由于其强大的氧化作用，对所有的病原微生物有明显的灭活效果，且作用迅速。其效能是氯的 300～600 倍，紫外线的 3000 倍，因此三氧可以作为一种高效广谱杀菌剂。

　　三氧杀灭病毒是通过破坏病毒衣壳蛋白的多肽链并使 RNA 受到损伤而产生灭活。三氧与细菌细胞壁脂类双键产生反应，进入菌体内部与脂蛋白和脂多糖发生作用，改变细菌的通透性导致细菌溶解和死亡，对常见的大肠埃希菌、粪链球菌、金黄色葡萄球菌等杀灭率在 99% 以上。三氧还可以杀灭肝炎病毒、流感病毒等。三氧在室内空气中弥散快而均匀，消毒无死角。三氧具有良好的水溶性，可用于净化城市饮用水。

三氧可以和多种有机或无机化合物发生化学反应，与无机化合物反应后产物大多是氧气，而与有机化合物发生反应比较复杂。体内三氧的药理学作用可能是与机体有机化合物发生反应后的产物导致，因此在不同内环境下三氧作用的表现各不相同。

第三节　三氧治疗的作用机制

氧化应激反应与核转录因子变化可能是三氧治疗的作用机制之一。三氧可以看作是一类活性氧分子，在体内不同环境下与多种有机化合物发生反应，主要是氧化反应。尽管具体过程无法清晰描述，但是机体遭遇氧化反应后氧化应激水平发生偏移，进而导致氧化应激像第二信使一样通过各种信号通路发生反应，迅速对抗已经出现的氧化反应以维持机体的稳态平衡。在这个过程中，可能伴随各种核转录因子激活，导致细胞核内编码蛋白质出现变化，调节细胞功能。

对于已经发生或正在发生的局部炎症反应，三氧的作用机制可能与活性氧调节机制类似。已经发生损伤的细胞则通过活性氧调节修复或死亡两种结局。局部使用三氧治疗，可以使已经濒临死亡的细胞加速坏死，进而由周围细胞进行修复；处于修复状态的细胞则通过调节进行环境适应以加速修复机体损伤。

三氧的全身治疗还可能有免疫学机制，以往的研究发现三氧治疗能够调节免疫因子的变化。这可能和三氧与白细胞的相互作用有关，三氧与白细胞相互作用产生免疫因子，进而免疫因子通过免疫调节激活免疫系统产生治疗作用。

（温　辉）

第3章　三氧自体血疗法

随着生物医学、临床医学及设备制造技术的发展，医用三氧在临床的应用日益普及，临床应用方式包括直肠灌注、局部注射（关节、椎间盘、疼痛点等）、三氧气浴、三氧化水、三氧化油、三氧化液体静脉滴注、三氧自体血疗法等，其中三氧自体血疗法以其适用范围广、疗效确切而被广泛应用于临床。

三氧自体血疗法（O_3-AHT）由 Wehrli 和 Steinbart 最先提出，Wolff 于 20 世纪 60 年代末将其应用于临床，且无急性或迟发性不良反应发生的报道。此后数年内三氧自体血疗法的操作流程也逐步规范。

三氧自体血疗法可分为三氧大自体血疗法（MAHT）和三氧小自体血疗法（MiAHT）。三氧自体血疗法是将人体的血液在体外与等体积一定浓度的医用三氧混合，再通过静脉回输入身体的一种医学疗法。三氧作用于全血后产生活性氧和脂类氧化产物（LOPs），这两种产物分别作用于血液中的各种成分（单核细胞、血小板、红细胞）及内皮细胞和其他器官，通过氧化、诱导、激活循环系统和免疫系统等组织器官的代谢和功能来治疗各种疾病，改善机体功能状态。三氧自体疗法可治疗多种疾病，如糖尿病、急性脑梗死、高尿酸血症、感染性疾病、血管性疾病、骨科疾病。通常所说的三氧自体血疗法是指三氧大自体血疗法。

在回输过程中，三氧浓度直接关系到治疗的效果。一般而言，三氧浓度治疗窗为 $10 \sim 60 \mu g/ml$，而 $20 \sim 40 \mu g/ml$ 浓度被认为是"生理"剂量，可激发急性的、可精确计算的、低水平的氧化应激，从而产生疗效且无毒性或不良反应。这种低水平的氧化应激使机体的抗氧化防御系统得到增强。如果低于 $10 \mu g/ml$，三氧将被血液中的抗氧化剂中和导致治疗无效，而高于 $60 \mu g/ml$ 的浓度是有害的。

部分晚期疾病患者在首次接受 MAHT，尤其是较高三氧剂量的情况下会感觉疲惫和困倦，因此 MAHT 要从低剂量开始从 $30 \mu g/ml$ 逐渐上升至 $60 \mu g/ml$，并密切观察患者反应。在疗程方面，一开始 MAHT 每周 2 次，随着临床症状的改善，改为每周 1 次，然后每月 2 次，最终每月 1 次，持续数月。

第一节　自体血疗法的安全性与不良反应

三氧治疗虽然历史悠久，但治疗方法并没有得到医学界的广泛认同，其原因可能与三氧治疗缺乏规范、稳定的生物学和临床数据及三氧本身具有的细胞毒性有关。三氧作为一种强氧化剂可以与各种生物分子发生反应，同时，在这一过程中形成了各种新的化合物，如脂质过氧化产物、氢过氧化物、自由基和醛类等，这些物质过量产生会对机体造成损伤。规范应用的 MAHT 是非常安全的。

一、强氧化性与自体血疗法的安全性

基础研究资料和临床应用证明 MAHT 是安全的。三氧与血液的作用是在体外精确控制下发生的。血液中存在很大的抗氧化系统，具备中和过氧化物和修复氧化损伤的作用。三氧在体外一旦溶解于血液立即与脂类（特别是多不饱和脂肪酸）、抗氧化物质 [尿酸、抗坏血酸、还原型谷胱甘肽（GSH）、维生素和胆红素]、富含半胱氨酸蛋白质和糖类等生物类化合物发生反应，大量地被亲水性的抗氧化物迅速中和而除去。虽然三氧本质上有毒，但是血液抗氧化系统消耗了大部分三氧。

三氧作用于红细胞，会引起膜的流动性降低。三氧作用于血液，当浓度为 $10\sim40\mu g/ml$ 时不会引起膜的任何过氧化作用，这是因为三氧受到血浆中抗氧化物的保护，红细胞膜上的磷脂不会发生过氧化作用。即使当血液中的三氧浓度达到 $100\mu g/ml$ 时红细胞的酶活性，如 Na^+-K^+-ATP 酶、乙酰胆碱酯酶、SOD、谷胱甘肽过氧化物酶（GSH-Px）、谷胱甘肽还原酶（GR）、过氧化氢酶（CAT）等也不会被破坏。因此，尽管红细胞对脂质过氧化敏感，但抗氧化系统足以保护酶和血红蛋白的活性。

血液在体外三氧化过程中形成脂质过氧化产物、三氧化物、氢过氧化物、自由基、醛类等新的化合物，这些化合物本质上是有毒的，但它们的半衰期通常极短。三氧化血液再次回输进入血液循环，每分钟与约 5L 的血浆混合，在这个过程中被稀释 $30\sim50$ 倍。血液有强大的抗氧化系统，如细胞糖基化酶可以从双链 DNA 上删除被氧化的基团，磷脂酶 A_2 可以从磷脂上裂解 LOP，被氧化的结构蛋白和酶能够被分解和重新合成，这些物质具有修复大多数氧化损伤的能力。因此，三氧化血液在 $15\sim20min$ 被迅速回输入患者体内时三氧化产物在体内经稀释、中和作用，与受体结合、代谢和排泄，未显示任何毒性。

1. 稀释作用　三氧化脂质的稀释使浓度降低到药理水平而不是毒性水平，但这依赖于三氧的剂量。

2. 中和作用　血浆和细胞外液中存在着大量的抗氧化物质，使三氧化物能够被中和。

3. 解毒作用　三氧化物与许多类型细胞的相互作用，细胞内具有解毒作用的酶也会分解三氧化物，避免了三氧化物的毒性。

4. 排泄作用　氧化的脂质如进入尿液和胆汁中会被及时排出体外。

5. 无毒性的生物活性作用　作为生理信使激活相应的生物系统，产生治疗作用。

二、剂量与自体血疗法的安全性

三氧与血液的作用在体外完成，诱导产生的生物学效应是瞬时氧化应激。因此，这种应激必须足够激活生化和生理机制，但不能过量，若超过细胞内的抗氧化系统会造成损伤。三氧的剂量（浓度×气体的总体积）是可以精确计算的。过量的三氧剂量或不适当的操作是非常有害的，非常低的三氧剂量（低于阈值）可以完全被抗氧化物中和而仅仅产生安慰剂的作用。使用过程中应遵守"低速、慢行"的原则，逐渐增加三氧剂量，诱导三氧耐受，避免出现不良反应。一般情况下，每5次治疗后增加三氧剂量1次，周期为15～20次治疗。从临床角度来看，患者症状改善发生在第5～10次治疗，在第12次治疗之后，抗氧化防御机制已经被激活。可以周一到周五每天治疗，也可以每周治疗2～3次。每5～6个月重复循环1次。

三氧浓度是达到治疗效果的关键，浓度太低可能不起作用，浓度太高可能产生不良反应。一般认为低浓度三氧（10～30μg/ml）主要发挥增加氧供的作用，中浓度三氧（30～50μg/ml）发挥调节作用，高浓度三氧（50～80μg/ml）可导致组织结构破坏，浓度70～80μg/ml 的三氧可能会增加溶血风险，减少 2，3-DPG 及抗氧化剂生成，且不能激活免疫能力的细胞，因此，针对不同的疾病应选用不同安全范围浓度的三氧。

血液采集量常在50～100ml，应限定在200ml之内，以避免发生血流动力学紊乱的风险，老年患者或循环失衡患者需在治疗时行心电血压监护，及时发现和处理相关并发症，避免不良事件的发生。MAHT 时前5min 速度不宜过快，为30滴/分，因输血反应常在此时间段产生。如无不适，100ml 血液应在15～20min 输完。回输中出现任何反应均应降低滴速或暂停回输，身体恢复后再次回输或完全停止回输。患者要睡眠充足、不能过于劳累,营养合理,多补充水分。治疗前一定不要空腹,以免在采血过程中出现头晕、心悸、出汗等。治疗结束后应稍作休息,不得急于起床,以防一过性脑缺血的发生。

三、不良反应

由于个体差异和应激能力不同,特别是对于体质较弱的癌症患者或过敏体质患者,三氧化血液回输后可即刻产生不良反应。关于三氧治疗的不良反应早在1980年德国医学界组织644位专家对5 579 238例次三氧治疗进行了回顾性分析,发现其中40例出现过敏等不良反应,发生率为7/1 000 000,是所有医学方法中出现不良反应最低的。大部分的不良反应与医疗过失相关,如管理技术或三氧给药浓度不当等。接受MAHT的患者只有少数出现不良反应,但没有任何后遗症。

1. 患者在MAHT回输将要结束时口唇和舌头出现刺痛感,可能是储血袋中过多的抗凝剂——枸橼酸盐回输后导致短暂、轻微的低钙血症。《美国药典》(USP)建议每100ml血液使用2.13%游离枸橼酸离子或3.8%枸橼酸钠10ml。输血用枸橼酸钠注射液说明书中规定,每100ml全血中加入2.5%枸橼酸钠溶液10ml。

2. 在血液回输过程中有患者出现恶心、胃部胀气或口腔中有金属味道。这可能是储血袋中聚氯乙烯添加物硬脂酸锌或2-乙基-己酸锌三氧化后释放入血的缘故。如果在血液回输结束时突然出现弥漫性红斑、皮疹、瘙痒、恶心、热潮红和轻微的低血压,可能是黏附于脂蛋白上的邻苯二甲酸酯和其他聚氯乙烯添加物的致敏作用所致。目前应用的自体血回输装置,血袋内壁进行了抗三氧硅化涂层,避免了聚氯乙烯添加物的释放。

3. 20%~30%的患者在4~5次治疗后会感到疲乏,可能与起始治疗时三氧浓度过高有关,因此在治疗开始时必须从低浓度开始。

4. 部分患者在第一次采血时出现头晕等不适症状,常发生于体质较弱的癌症患者及睡眠不佳、过度疲劳的患者。治疗采血时有患者会出现下肢严重酸胀、无力,这可能是采血后骨髓的应激反应所致。三氧治疗所采的血量是人体内很少的一部分,约占总血量的1/40,对正常血液循环没有影响,不会导致头晕。

5. 在应用ACEI治疗的高血压患者中,MAHT回输时突然出现血压下降可能是回输治疗过程中"激肽释放酶-激肽原级联"的激活所致,但血浆缓激肽在数分钟之内就会被降解,应缓慢回输以减少不良反应。

6. 三氧大自体血治疗后可使甲状腺功能亢进症患者病情加重。重度甲状腺功能亢进者代谢率高,超生理剂量的甲状腺激素通过刺激 mRNA 形成,促进蛋白质及各种酶的生成,并能促进肝糖原的分解,加速周围组织对糖的利用,降低血糖,而三氧治疗会提高机体代谢,导致患者症状加重。

7. G-6-PD 缺乏症患者由于不能产生足够的还原物质——单氧酶体系的供氢体使还原型谷胱甘肽减少,因此红细胞缺乏抗氧化维护系统与三氧接触会导致红细胞被大量破坏。

8. 治疗结束后留置针部位血液外渗。必须仔细检查,充分按压止血,避免影响后续治疗。

第二节　作用机制

一、对血液的作用

三氧化血液回输后红细胞中糖酵解升高,ATP 含量也升高。红细胞中三氧诱导 ATP 升高,可以稳定细胞膜张力及提高机械抵抗力,而细胞外微量 ATP 可以产生一系列快速反应,如炎症过程中血管扩张和能量的储存。同时,MAHT 治疗后 2,3-DPG 含量增加,从而降低了红细胞对氧的亲和力,这意味着红细胞更容易释放氧气,增加外周供氧量。另外,MAHT 治疗可使红细胞发生形态学变化,提高红细胞柔韧性,改善血液流变特性。

血液在体外经三氧处理后红细胞膜上发生了轻微的过氧化反应,使细胞膜的可塑性和通透性增强,从而使膜的流动性增加。随着膜表面负电荷增加红细胞沉降率降低,因此三氧与血浆黏稠度降低有关,进一步提示 MAHT 治疗后血液的流动参数普遍提高。

二、对代谢的作用

三氧自体血疗法能调节激素的代谢,包括黄体酮、甲状腺素、多巴胺、去甲肾上腺素等,还能直接或间接激活氧化酶系统,促进机体清除过多的自由基,从而调节机体的抗氧化能力。此外,MAHT 具有和胰岛素相似的作用,促进三羧酸循环,加速体内糖代谢,促进体内糖的转化和利用,增加能量的释放,同时避免蛋白质和脂肪的过度消耗,激活人体正常代谢。

三、对心脏和循环系统的作用

三氧自体血疗法能增强血管内皮细胞释放一氧化氮（NO），通过舒张血管平滑肌细胞的方式，参与调控外周血管弹性和血压。MAHT 能扩张心脏、手足及肺部的血管，使心率加快，增加心排血量，降低血管阻力。MAHT 具有多种药物作用，如降血脂、改善血液流变性、改善组织供氧、清除自由基损伤等，改善、减缓或中止缺血性心脑血管性疾病的病理进程。

1. 可增强血液流动性，改善局部组织供氧。过氧化氢（H_2O_2）和医用三氧可恢复细胞功能，增强细胞的氧代谢能力。

2. 治疗后患者红细胞流变形性增加，提高了红细胞通过毛细血管的能力，增加了心脏及其他重要组织的氧气供应。

3. 血液三氧化后产生的 H_2O_2 可以氧化黏附在血管内壁上的脂类成分，被血流带走，增加血管弹性。医用三氧可以降低局部组织氧合血红蛋白的结合程度，有利于氧从血液向组织释放。血液三氧化后产生的活性氧，有利于组织对氧的利用。

4. 能改善或逆转慢性氧化应激。自由基的过度产生是导致心脏病的重要因素，适量浓度的三氧加入血液中与无数的有机分子反应，形成新化合物。这些产物回输后经稀释与受体结合、代谢和排泄。这些痕量物质到达所有的器官充当代理信使，触发多种形式的生物活性，诱导并激活机体抗氧化防御系统（谷胱甘肽酶、CAT 和 SOD），清除机体过量的自由基，减轻自由基损伤。通过预适应机制，减轻心脑缺血再灌注损伤。

四、对抗氧化剂酶的作用

三氧化血液可以产生一定剂量的自由基，回输后可激活体内的抗氧化酶系统，保护机体不受过氧化物和自由基的损害，还可以清除体内过多的自由基。体内的抗氧化酶系统主要有 SOD、CAT 和 GSH-Px。SOD 可以促进体内超氧化自由基的分解，CAT 可以促进体内 H_2O_2 的分解，GSH-Px 负责有机过氧化物的分解。除了清除体内自由基外，MAHT 还可以激活红细胞内的磷酸戊糖途径（PPP），启动依赖 PPP 的氧化保护系统，清除慢性炎症过程中形成的过多自由基，对因自由基过多引起的脉管炎的治疗产生有利影响，可以延缓由超氧化物或羟自由基引起的衰老过程。

五、对免疫活性细胞和细胞因子的诱导作用

MAHT 可以直接激活免疫活性细胞，产生特异性的免疫激活。三氧化的血液回输可以诱导 IFN-γ、IFN-β、白细胞介素-2、白细胞介素-6、白细胞介素-8、肿瘤坏死因子-α（TNF-α）、转化生长因子-β（TGF-β）、粒细胞单核细胞集落刺激因子等细胞因子的产生。免疫调节作用对自身免疫性疾病，如类风湿关节炎、干燥综合征、血管炎、多发性硬化症、系统性红斑狼疮等有一定的治疗价值。20～40μg/ml 的三氧浓度对免疫激活有积极的作用。

六、对血小板的作用

MAHT 能改变血液中血小板的聚合方式，降低血小板的诱导聚集；生成的过氧化物能改变血栓的发展，使血栓解体；氧化并去除黏附在血管壁上的脂肪及类酯等物质，增加血管弹性。血小板激活后产生的生长因子可诱导血管生成，与血管舒张和增强氧的运输有关。

七、对慢性病毒性肝炎的作用

1. MAHT 能刺激机体白细胞增殖，具有免疫激活和调节作用，在一定浓度下可诱导产生更多细胞因子，如干扰素、白细胞介素、肿瘤坏死因子、粒细胞巨噬细胞集落刺激因子、生长因子等，杀灭受感染的肝细胞，同时促进这些细胞的抗原性表达，从而提高机体抗病毒免疫作用，使一些隐匿性肝炎、耐药性肝炎和肝炎病毒携带者获得良好的治疗效果。

2. MAHT 激活糖的氧化旁路，增加红细胞内 2,3-DPG 含量，使血红蛋白对氧的亲和性降低，氧解离曲线右移，增加组织供氧效应，提高红细胞代谢。同时红细胞内 ATP 含量增加，促进红细胞代谢作用，改善肝脏的供氧。

3. MAHT 激活抗氧化酶和清除自由基作用，可激活肝脏的自由基清除系统，对肝脏具有改善微循环、清除自由基、保护肝脏的作用。

第三节　浓度、剂量与疗程

三氧治疗浓度范围主要来自俄罗斯三氧治疗协会出版的《三氧治疗手册》（2008）和德国三氧应用医学协会出版的《医用三氧使用指南》（2009）。在基础

和临床应用方面的指南主要来自古巴国家科研中心三氧研究中心出版的《三氧基础和临床应用》（2008）。Velio Bocci 博士《三氧：一种新的药物》（2010）和西班牙三氧治疗专业医师协会出版的《三氧医学应用指南：治疗的基础和指征》（2011）对三氧的应用具有巨大贡献。这些出版物对于临床前研究、遗传毒性、毒理学和临床研究的开展，为三氧疗法在临床各领域中的广泛应用奠定了基础。

一、浓度标准

三氧浓度的测量单位为"μg/ml"，在温度（0℃）和压力（105Pa）的标准条件下。以"μg/ml"表示的浓度必须具有等于或优于±10%的误差范围。

二、推荐浓度、剂量与疗程

三氧治疗指征是基于低生理剂量的三氧可能在细胞内发挥重要作用的认知。在分子水平上，不同的作用机制已通过三氧治疗的临床证据得到了证明和支持。

（一）浓度

三氧浓度包括治疗性的、无效性的和有毒性的三种。10μg/ml、5μg/ml 甚至更低的浓度都有一定的疗效，具有较大的安全范围，用于全身疗法（MAHT、直肠灌注等）的三氧治疗剂量为每次 500～4000μg，浓度为 10～40μg/ml 是安全有效的。

（二）血液采集量

血液采集量为 50～100ml，应限定在 200ml 以内，以避免发生血流动力学紊乱，尤其是老年患者或循环失衡患者。安全的血液采集为 1.2～1.3ml/kg，如体重 85kg 患者采血量应该为 1.2（ml/kg）×85（kg）=102（ml）。

（三）剂量计算与分级

1. 剂量计算　三氧总剂量=体积（ml）×浓度（μg/ml）。剂量不是按照体质量直接计算给出的，而是通过剂量依赖性反应得出的，强烈建议应用逐渐增量给药的方法，由低剂量开始逐渐增加。

2. 剂量分级　基于体重的三氧剂量计算和产生作用的研究，并根据作用机制，将所有治疗剂量分为三种类型。

（1）低剂量：低剂量三氧具有免疫调节效应，并用于因免疫系统受损而导致免疫力低下的疾病，如癌症、老年人和体质衰弱的患者等。

（2）中剂量：中剂量三氧具有免疫调节作用，并刺激抗氧化酶防御系统，对于慢性退行性疾病治疗大有裨益，如糖尿病、动脉粥样硬化、慢性阻塞性肺疾病、帕金森病、阿尔茨海默病等。

（3）高剂量：高剂量三氧对自身免疫疾病具有抑制作用，如类风湿性关节炎（RA）和系统性红斑狼疮。特别用于溃疡或感染性损伤，并可用于制备三氧化油和三氧化水。

（四）浓度、剂量与疗程

MAHT 间隔时间不定，可以从每天 1 次到每周 1 次，或每月 1 次。多阶段疗程可以每年 1 次，也可以每年几次（表 3-1）。每个治疗阶段的三氧剂量根据病种和患者的一般状况有所不同，一般为 500～4000μg（表 3-2）。

表 3-1　推荐的三氧剂量

适应证		三氧剂量（μg）	治疗频率	疗程
动脉循环疾病	大脑和外周动脉病变 II 期	800～1000μg/50ml，15～20μg /ml	2 次/周	10 次/疗程 2～3 次/年
	大脑和外周动脉病变 III 期、IV 期	1000～1500μg/50ml，20～30μg/ml	先 1 次/天 后 2 次/周	
免疫激活	老年病	800～1500μg，15～20μg/ml，50ml	2 次/周	10 次/疗程 2 次/年
	预防性和感染	1000～1500μg，20～25μg/ml，50ml	2 次/周	6 次/疗程 2 次/年
	肿瘤辅助治疗	500～1000μg，10～15μg/ml，50ml	2 次/周	10 次/疗程 数次/年，或 10 次第 1 个疗程后，持续 2 次/月
感染	肝炎病毒（HAV、HBV、HCV）			几个疗程
	急性期	2000μg，30～40μg/ml，70～100ml	1 次/天	直到病情控制
	消退期	1500～2000μg	2 次/周	直到病情控制
	慢性期（HBV/HCV）	500～1000μg，10～20μg/ml，50ml 3000～4000μg，10～20μg/ml，100ml	1～2 次/周	6～12 个月
带状疱疹病毒	急性期	2000μg，40μg/ml 50ml	1 次/天	直到病情控制
	急性期后	1000～1500μg，20～30μg/ml，50ml	2 次/周	直到病情控制

续表

适应证		三氧剂量（μg）	治疗频率	疗程
炎症性疾病	类风湿关节炎			
	急性期	30～35μg/ml，50ml 1500～1750μg（100ml，3000～3500μg）	1 次/天	直到病情控制
	慢性期	20～25μg/ml，50ml 1000～1250μg	先 2 次/周，后 2 次/月	直到病情控制
	血管病、糖尿病血管病	20～25μg/ml，50ml 1000～1250μg	先 2 次/周，后 2 次/月	按照患者意愿

表 3-2 三氧自体血疗法剂量分级

途径	三氧	级别			备注
		高	中	低	
MAHT	浓度（μg/ml）	30～40	20～30	10～20	经评估，在某些情况下浓度可以高达 60μg/ml，已被证明是安全的，并有更大限度诱导细胞因子生成的能力。静脉血量 50～100ml
	体积（ml）	50～100			
	剂量（mg）	1.5～2.0 3.0～4.0	1.0～1.5 2.0～3.0	0.5～1.0 1.0～2.0	

注：不同的三氧治疗师可能会有不同的推荐：剂量通常更高，血液采血量为 100ml 或更高

全身使用三氧时浓度为 10～40μg/ml，70～80μg/ml 及以上浓度可增加溶血风险，减少 2，3-DPG 及抗氧化剂生成，且不能激活具有免疫能力的细胞。

第四节 注意事项

一、三氧治疗仪使用环境

三氧治疗仪的工作环境是有一定要求的，不合理的工作环境不仅有安全隐患，还会降低三氧治疗仪的使用寿命。为了保证设备安全运行及操作安全，所选环境必须符合以下条件。

1. 三氧治疗仪严禁置于阳光直射下或相对湿度过高的地方。
2. 三氧治疗仪严禁安置于靠近热源或装有空调系统的地方。
3. 确保设备的通风口通畅而不被覆盖。
4. 电线请勿乱堆或缠绕。

5. 三氧治疗仪为可移动性固定装置，请按照规定安装、连接。

6. 请勿在有易燃易爆物的房间使用设备。

7. 使用三氧治疗仪时请勿靠近其他高频装置（如高频电子发射装置、放射治疗装置等）。

8. 室内应清洁安静，保持良好通风，严禁吸烟或使用明火；严禁在治疗室内使用乙醚、环氧乙烷等易燃易爆气体；不能用过氧乙酸喷雾消毒室内空气。

二、治疗前

1. 应先启动三氧治疗仪，查看是否正常工作。

2. 检查所需药品、回输器、血袋、注射器的质量、标签、有效期、批号等。

3. 核对患者基本信息，明确患者无三氧治疗的禁忌证。

4. 做好患者心理护理，向患者介绍 MAHT 操作流程及治疗中可能出现的反应，解答患者的疑问，使患者消除恐惧心理，主动配合治疗。

5. 测量体温、脉搏、呼吸、血压，了解全身情况，嘱患者多饮水以稀释血液。

6. 晕血症患者谨慎行 MAHT；留意有低血糖倾向患者的不良反应，在治疗前了解患者糖尿病病史、近期血糖值、进食状况。告知患者进清淡饮食，不得空腹治疗以免虚脱，必要时测量血糖。防止严重睡眠不足患者出现一过性脑缺血。

7. 三氧治疗时须暂停使用所有含有维生素 C 和维生素 E 的抗氧化补充剂。维生素或抗氧化剂会干扰三氧的效果。

三、操作过程

1. 应严格执行无菌技术操作及查对制度。

2. 按比例抽取血液和抗凝药物（每 100ml 全血中加入 2%～5%枸橼酸钠注射液 10ml），否则有形成血栓的危险。

3. 用生理盐水冲管，排除输液管道内的空气，防止输血时管道内的空气进入体内，导致空气栓塞。

4. 医护人员要有熟练的穿刺技术，避免多次穿刺给患者造成痛苦。多次穿刺可造成血管机械性损伤，影响后续治疗。

5. 采血时嘱患者握紧拳头，扎紧止血带，告知患者手臂不要随意活动，固定好针具，确保针头不移动。

6．血液与三氧混合时动作要轻柔，避免暴力晃动导致血液中红细胞被破坏，混合时间为 5min。血液的氧化必须连续进行，并轻柔地混合至少 5min，以避免有害的浓度梯度形成。

7．血液回输时：开始速度要缓慢，逐渐增加输液速度，于 25～40min 输完。

8．整个治疗过程中（采血、输血时）密切观察患者神态及表情变化，反复询问患者有无不适。

9．治疗结束拔出针头后让患者在床上稍事休息，正确按压针眼 3～5min，以防止血肿、淤血或血管与周围组织发生粘连。

10．必须使用纯净的医用三氧：医用三氧取气时注射器向上，不能混入空气，若混入空气则会产生对人体有害的氮氧化合物。每次治疗时前两管生成的三氧浓度可能不精确，可注入机器内还原掉。

11．医用三氧直接注射到血管中可导致空气栓塞，危及生命。

12．严格执行无菌操作及"三查七对"制度，避免发生血液污染或输错血液等差错。

13．应严格按标准操作程序进行：保持治疗仪清洁，戴清洁手套操作仪器。保持取气口的清洁，严禁用液体清洗。

四、治疗期间

1．三氧治疗应始终采用渐进式方式，从低剂量开始并逐渐增加、调整到临床治疗剂量。

2．治疗成功的关键取决于多种可控因素，包括三氧治疗师的科学准备和技术、所采用的方法、三氧的质量和良好临床实践应用等。不可控因素取决于患者特质、病情的轻重程度等。

3．三氧的吸入对呼吸系统（可能还包括其他器官）是非常有害的，研究表明长时间吸入三氧可导致慢性中毒。

4．三氧治疗时应该采取严格的无菌措施。

五、采血容器

所有材料必须是一次性产品，始终使用耐三氧材料，即硅树脂、含氟聚合物塑料、PTFE 聚四氟乙烯（Teflon®）、PVDF 聚偏二氟乙烯（Kynar®）、碳氟化合物（Viton®）、实验室级玻璃、316 不锈钢、钛等。普通塑料血袋只能用于储存血液，不能用来填充氧气和三氧，因为这些塑料袋的成分是聚氯乙烯-邻苯二甲酸二酯

（2-乙基乙磺酸）（PVC-DEHP），含有 55%聚氯乙烯和 45%其他材料。尽管所有用于储存血液的塑料袋是无菌的，但是它们对于强氧化剂（如三氧）没有化学惰性，会立即释放出超过标准的塑料微粒，尤其是邻苯二甲酸二酯（2-乙基乙磺酸）和邻苯二甲酸丁苄酯，这些塑料微粒和化学物随着三氧化血液被注入体内，可带来潜在威胁。

第五节　并发症的处理

一、急性肺水肿

（一）病因

1. 由于输液速度过快，短时间输入过多液体使循环血量急剧增加，心脏负担过重而引起肺水肿。

2. 老年人代谢缓慢，机体调节功能差，多数老年人患有高血压、冠心病或其他脏器的慢性疾病，单位时间内输入大量的液体，使细胞外液容量发生扩张向细胞内液中渗透，造成组织间水肿和细胞内水肿。

3. 外伤、恐惧、疼痛等均可使机体抗利尿激素分泌增多及作用延长，输入液体过多、过快可发生潴留导致肺水肿。

4. 心、肝、肾功能障碍患者输液过快，使钠盐及水潴留而导致肺水肿。

5. 脑垂体后叶素能降低肺循环和门脉循环的压力，强烈收缩冠状动脉引起心绞痛及收缩其他小动脉引起动脉血压升高，加重心脏后负荷，引起急性左心衰竭，导致水分在肺组织中停留时间延长引起肺水肿。

（二）临床表现

患者突然出现呼吸困难、胸闷、气促、咳嗽、咳泡沫痰或泡沫样血性痰。严重时稀痰液可由口鼻涌出，听诊肺部出现大量湿啰音。

（三）预防及处理

1. 注意调节输液速度，老年、体弱、心脏病患者速度不宜过快，液量不宜过多。

2. 经常巡视，避免因体位或肢体改变而加快或减慢滴速。

3. 发生肺水肿时应立即减慢或停止输液，在病情允许的情况下患者取端坐位，两腿下垂。

4. 给予 50%～70%乙醇湿化后的高流量氧气吸入。

5．必要时进行四肢轮流扎止血带或血压计袖带，减少静脉回心血量。

6．对症处理，酌情给予强心剂、利尿剂等。

二、静脉穿刺失败

（一）发生原因

1．静脉穿刺操作技术不熟练。

2．进针角度不当。

3．针头刺入的深度不合适。

4．进针时用力速度不当。

5．见回血后再顺血管方向进针时没把握好角度，针尖刺破血管壁。

6．操作者对深静脉的解剖位置不熟悉，反复穿刺引起血管破裂。

7．使用的止血带是否完好。

8．天气寒冷或发热、寒战，患者四肢冰冷，末梢血管收缩致血管"难找"。

（二）临床表现

1．针头未刺入静脉，无回血。

2．推注药物有阻力，输液点滴不畅。

3．液体溢出至皮下，局部疼痛、肿胀。

（三）预防及处理

1．提高穿刺技术。

2．选择易暴露、粗直、弹性好、清晰的大静脉，如肘正中静脉。

3．留置针应型号合适、无钩、无弯曲。

4．避免盲目进针。

5．轮换穿刺静脉，有计划保护血管，延长血管使用寿命。

6．出现血管破损后应立即拔针，局部按压止血。24h 后给予热敷，加速淤血吸收。

7．对于静脉条件差的患者必要时可行超声下引导静脉穿刺。

三、晕针或晕血

（一）发生原因

1．心理因素　由于情绪过度紧张、恐惧、反射性引起迷走神经兴奋，血压下降，脑供血不足而发生晕针或晕血。

2. **体质因素**　空腹或饥饿状态下患者机体处于应激阶段，通过迷走神经反射引起短暂血管扩张、外周阻力下降、血压下降、脑血流量减少而发生晕针。

3. **患者体位**　坐位时出现晕针，可能与体位和血压有关。坐位时下肢肌肉及静脉张力低，血液积于下肢，回心血量少，心排血量少，收缩压下降。

4. **疼痛刺激**　反复操作对皮肤神经末梢产生刺激，引起强烈疼痛，全身神经高度紧张，反射性引起小血管扩张，血压下降，脑供血不足，出现晕针。

5. **个体差异**　个别人见到血会出现恐惧等紧张的情绪，反射性引起迷走神经下降，脑供血不足而出现晕针或晕血。

（二）临床表现

晕针或晕血发生时间短（2～4min），恢复快。

1. **先兆期**　患者多有头晕眼花、心悸、心慌、恶心、四肢无力。

2. **发作期**　瞬间昏倒，不省人事，面色苍白，四肢冰凉，血压下降，心率减慢，脉搏细弱。

3. **恢复期**　神志清楚，自诉全身无力，四肢酸软，面色由白转红，四肢转温，心率恢复正常，脉搏有力。

（三）预防及处理

1. 要消除患者的焦虑、紧张情绪和害怕心理，进行心理疏导，做好解释工作，有陪伴者可扶持协助，给患者以心理安慰，教会患者放松技巧，尽可能做到身心放松，减轻疼痛与不适。

2. 操作过程中与患者交谈，分散患者的注意力。

3. 协助患者取适当体位、姿势，以利机体放松，易出现晕针或晕血患者可采取平卧位。

4. 熟练掌握操作技术，操作应轻柔、准确，做到一针见血，减少刺激。

四、皮下出血

（一）发生原因

1. 输注完毕拔针后按压时间不足 5min 或按压止血的方法不对。

2. 静脉穿刺技术不过关。针头在皮下多次进退，造成患者皮下出血。

（二）临床表现

穿刺部位疼痛、肿胀、皮下瘀斑。

（三）预防及处理

1. 输注完毕拔针后，按压时间 5min 以上。

2. 用大直径的留置针输注血液可预防凝血作用，拔针后应嘱患者三指横向按压血管止血。

3. 患者按压血管期间应加强观察，以防患者按压时间过短，或按压方法不正确。

4. 熟练掌握操作技术，操作应轻柔、准确，做到一针见血。

五、空气栓塞

（一）发生原因

1. 输液导管内空气未排尽。

2. 导管连接不严密。

3. 加压输液时护士未在床旁守护，液体输完后未及时拔针或更换药液。

4. 空气进入静脉形成空气栓子。空气栓子随血流进入右心房，再进入右心室造成空气栓塞。

（二）临床表现

1. 患者突发性胸闷、胸骨后疼痛。

2. 眩晕、血压下降。

3. 呼吸困难，严重发绀。

4. 患者有濒死感，听诊心脏有杂音。

5. 气体量大时在右心室内形成空气栓塞，阻塞肺动脉入口，引起严重缺氧而立即死亡。

（三）预防及处理

1. 输液前检查输液器各连接是否紧密、有无松脱。

2. 穿刺前排尽输液管及针头内空气。

3. 发生空气栓塞时立即通知医生，呼叫同事协助抢救。

4. 患者左侧卧位和头低足高位有利于气体浮向右心室尖部，避免大的气泡阻塞肺动脉入口。随着心脏的跳动，空气被挤压成许多细小泡沫，通过分次小量进入肺动脉内以免发生阻塞。

5. 立即给予高流量氧气吸入，提高患者的血氧浓度，纠正缺氧状态。

6. 建立中心静脉导管抽出空气。

7. 严密观察患者病情变化，如有异常变化及时对症处理。

（韩冲芳　郭耀耀）

第4章　三氧化水疗法

第一节　概　述

将一定浓度的医用三氧注入二次蒸馏水中，成为具有一定浓度的医用三氧化水。三氧比氧气更易溶于水中，三氧溶液的饱和浓度与气体本身的浓度成正比。气态三氧的自然分解受环境与温度的影响较大，容积越小、温度越高则半衰期越短。1 个大气压下 20℃时，在大容积空间中的半衰期为 3d，在 50ml 注射器中的半衰期则为 45min。

在水中，三氧的稳定性受水质与温度的影响很大。蒸馏水中三氧的半衰期大约为 25min，但在二次蒸馏水中（即使在 20℃下）经过 80min 也只有 10%的三氧分解，若水温接近 0℃，三氧则很稳定。

1873 年 Schone 通过研究得出三氧溶解度为 0.366L/L（18℃）。1874 年 Carius 通过研究得出三解溶解度是 0.834L/L（1℃）。1894 年 Mailfert 通过一系列实验求出三氧在不同温度下的溶解度（表 4-1）；不同气体（三氧、氧气与空气）0℃下的溶解度见表 4-2。

表 4-1　三氧在不同温度下的溶解度（气压 10^5Pa）

温度（℃）	0	11.8	15	19	27	40	50	60
溶解度（L/L）	0.64	0.50	0.456	0.381	0.27	0.112	0.031	0.00

表 4-2　不同气体在水中的溶解度（ml/L）（温度 0℃，气压 10^5Pa）

气体种类	密度（g/L）	0℃	10℃	20℃	30℃
氧气	1.492	49.3	38.4	31.4	26.7
三氧	2.143	641	520	368	233
空气	1.2928	28.8	23.6	18.7	16.1

从表 4-2 看出，在 1 个大气压 0℃下，三氧溶解度是氧气的 13 倍，是空气的

22 倍。三氧在水中的溶解度遵循 Henry 定律，即气体溶于水时如果气体和水中物质不起反应又不电离，在压强不是特别高的状态下气体溶解度和气体的分压成正比。值得注意的是，由于三氧可能与水中的物质发生反应，所以只有在二次蒸馏水中、温度和三氧气体分压保持恒定时，这一定律才适用（图 4-1）。

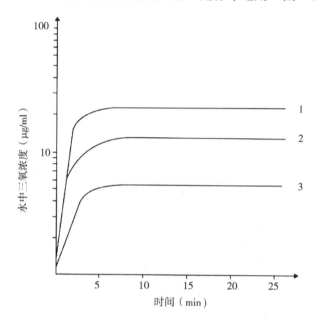

图 4-1 在二次蒸馏水中注入三氧 25min，三种三氧浓度的饱和浓度曲线

曲线 1：三氧浓度为 80μg/ml；曲线 2：三氧浓度为 42μg/ml；曲线 3：三氧浓度为 20μg/ml（20℃、101.3kPa）

不同浓度的三氧在纯水中配制 5～6min 后即可达到饱和，饱和溶液中的三氧浓度是气体三氧浓度的 26%。在达到平台期后三氧化的二次蒸馏水即可使用，或用聚四氟乙烯树脂盖子紧紧密封于玻璃瓶中，尽可能置于冰箱内，三氧的降解主要依赖于温度（图 4-2）。

如果保存在 5℃条件下，三氧的理论半衰期（$t_{1/2}$）约是 110h，即 110h 以后，起始三氧浓度 20.8μg/ml（80μg/ml 的 26%）将降至约 10μg/ml。这在临床实践中是非常重要的，经正确处理的三氧化水可使用 48h，方便患者在家进行治疗。

水中离子浓度和 pH 影响三氧化水稳定性，在去离子水或单蒸馏水中残留的痕量离子显著缩短半衰期（分别为 80min 和 20min）（图 4-3）。因此使用去离子水或单蒸馏水配制三氧化水要即时制备并立刻使用。

　　三氧的不稳定性是由自身亚稳定的性质与离子和有机分子的高度反应活性决定的。三氧的不稳定性使三氧的溶解度不再遵循亨利（Henry）定律，因此，制作医用三氧化水必须使用二次蒸馏水才能保证三氧化水的有效浓度，增加三氧溶解速度主要有加大三氧浓度梯度、提高压强等办法。

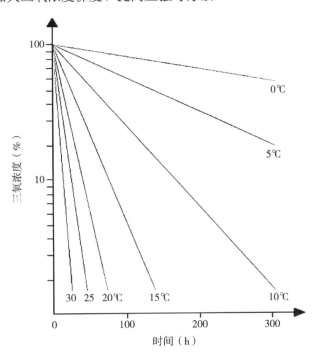

图 4-2　三氧在二次蒸馏水中的降解依赖于温度（Vicbahn，1999）

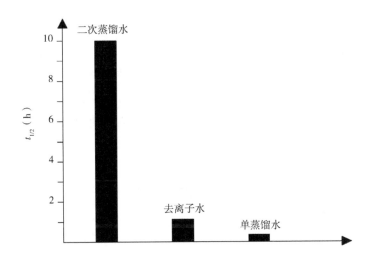

图 4-3　离子浓度影响三氧化水的稳定性（Viebahn，1999）

三氧化水具有高效、迅速杀菌的作用，在医院环境消毒、术前消毒等方面具有重要作用。意大利 Polignano 教授在 2000 年证实三氧化水和碘具有相同杀菌效力，远远超过 H_2O_2 和高锰酸钾。三氧化水呈强酸性，pH 3.42，用于骨骼和软组织暴露的伤口消毒，可使创面 pH 明显下降，酸性环境也有助于抑菌，同时可增加创伤部位的氧含量，加快康复速度。三氧还可使局部温度升高，使局部的能量代谢增加，从而增加局部创口的营养供应。三氧化水外敷能迅速减轻疼痛，尤其是在炎症过程中水肿形成的最初阶段。三氧的局部治疗可激活细胞代谢，使 ATP 升高，促进损伤部位再生能力强的细胞复极化，使水肿消失。随着红细胞内 2, 3-DPG 水平和 ATP 的升高，细胞代谢被直接激活，继发水肿迅速消除，并伴有细胞的复极化。三氧化水具有可靠的安全性，经常使用不会伤及肌肤，即使误服也不会中毒。使用三氧化水处理慢性溃疡、污染或感染的伤口、烧伤、蚊虫叮咬、疱疹性皮肤损伤、真菌感染等，比使用三氧气体更加方便。将三氧化水浸湿的敷料贴于身体的任何部位，可以避免因吸入三氧而影响呼吸系统的功能。

第二节　三氧化水制备

一、制备条件

三氧比氧气更易溶解于水中，饱和三氧溶液的浓度与气体本身的浓度成正比。三氧化水制备必须具备两个条件：

1. 用医用纯氧产生的三氧气体制作三氧化水，三氧气体浓度与所使用的氧气流量成反比，单位时间氧气的流量越高，所得三氧气体的浓度越低。

2. 使用二次蒸馏水。三氧具有强氧化性，可与水中的离子发生复杂的化学反应，因此三氧化水的性质会发生改变，可能影响治疗效果。由于二次蒸馏水可以更有效地去除水中的微量离子，因此制备三氧化水需要使用二次蒸馏水。

二、三氧化水溶解方法

1. 布气板　在布气板上开非常细小的孔，气体从板中吹出。
2. 射流器　即用文丘里管产生负压吸入气体的方法。
3. 混合式　用静态混合器、拉蒙特混合器、高速旋转叶等将三氧气体打散、碰撞再混合的方法。

4. 加压罐 即利用加压促进溶解的方法。

5. 射流式气体喷嘴法 应用液体与气体喷嘴，将水与三氧喷入原料水产生三氧化水的方法。

6. 管路加压溶解法 由于三氧在水中的溶解遵循 Henry 定律，因此也可以通过增加气体压强的方法，增加三氧在水中的溶解度。

7. 微孔发生器方式 将含有微孔的各种多孔质玻璃做成圆管的三氧气体溶解系统。

8. 其他 电解水产生三氧的直接溶解法。

三、医用三氧化水制备

三氧化水的制备系统是由玻璃或抗三氧性材料的圆柱形气瓶构成的，气瓶的3/4 充满二次蒸馏水，三氧气体在水中冒泡 5～10min，达到饱和状态。未使用的残余三氧经硅胶管流入净化装置并转化为氧气。这个系统有的和三氧发生器合并出售，有的则单独出售。

《三氧疗法-马德里宣言》（2015）详细描述了三氧化水制备通用规范、浓度与流量的关系（表 4-3）及三氧化水的应用，如应用于溃疡、创伤性损伤、慢性溃疡、压疮、烧伤、疱疹性病变、真菌感染、昆虫叮咬、牙科感染、外科手术清创等。在感染的不同阶段采用高、中、低不同浓度可达到不同的治疗目的（消毒、再生）。

表 4-3 三氧 60μg/ml 浓度和流量 3L/h 变化情况

三氧化时间（min）	20℃环境中 500ml 二次蒸馏水中三氧浓度（μg/ml）
2	13
5	32
8	61
10	54
15	97
20	129
30	194

第三节　三氧化水的应用

一、应用方式

（一）局部注射

三氧化水注射的疼痛感明显小于三氧气体注射，同时又可发挥三氧的抗感染和镇痛作用，能够快速有效地缓解临床症状，提高患者生活质量。浓度为 10～15μg/ml 的三氧化水可用于痛点和神经阻滞治疗，如关节、软组织等痛点阻滞及椎旁神经阻滞等。

（二）冲洗

用浓度为 20～25μg/ml 的三氧化水冲洗可清洁伤口、预防和控制感染、杀菌消毒、减少细菌的繁殖和散播、改善局部的血液循环、加强局部组织营养、促进组织生长、控制感染蔓延及并发症的发生。以三氧化水作为消毒剂彻底冲洗伤口，三氧化水的消毒灭菌功能远远大于 H_2O_2，而且对伤口无刺激，既能冲洗又能灭菌，优于生理盐水冲洗。可用于口腔、鼻腔、瘘管、泌尿道、阴道的冲洗，外伤、烧伤和多种感染的抗炎及慢性溃疡、疱疹性皮肤损伤、真菌感染等治疗。

（三）湿敷

三氧化水湿敷可预防、减轻和控制感染，促进渗出物的吸收和肉芽及上皮组织生长，刺激局部代谢，促进细胞增殖和细胞因子的合成，加速创面愈合。用制备好的三氧化水湿敷料敷于伤口，每次约 20min。浓度为 20～25μg/ml 的三氧化水可用于外伤、烧伤、多种感染的伤口及皮肤的溃疡、疱疹性损伤、真菌感染、湿疹等湿敷。

（四）灌洗

三氧化水灌洗可控制感染，减少渗出，改善局部的血液循环，加强局部组织营养，促进创面愈合，预防粘连，提高机体免疫力，增强疗效。浓度为 10～15μg/ml 的三氧化水可用于胸腔、腹腔、膀胱、膝关节腔等灌洗治疗，每次使用 100～200ml，每周 1～2 次，3～5 次为 1 个疗程。

（五）口服

三氧化水口服可灭菌抗感染，减轻症状，缩短病程，促进愈合，减少并发症和提高机体免疫力。浓度为 2.5～5μg/ml 的三氧化水可用于幽门螺杆菌胃炎、弯曲菌肠炎等治疗，每天 1 次 100ml，10d 为 1 个疗程。

（六）口腔及牙科应用

三氧化水可促进毛细血管的开放和功能恢复，同时促进红细胞代谢，提高红细胞携氧能力，增加机体细胞氧的释放，改善局部组织中的低氧环境，加速黏膜创面愈合，灭菌抗感染，减轻症状。浓度为 $10\sim25\mu g/ml$ 的三氧化水可作为牙科治疗和手术的常规口腔清洗剂，用于治疗原发性牙根龋齿损伤，没有任何不良反应。

二、适应证

三氧化水是非常好的杀菌剂，可使细菌、病毒、真菌的数量明显下降，且细菌不易对三氧产生耐药性。三氧化水作用于局部的治疗方法无痛苦，治疗时间比其他常规治疗时间短，这可能与血管舒张、促进氧化、调整组织的 pH、水肿重吸收等有关。三氧化水在完成消毒杀菌后会进行自解还原为氧气，不会有任何残留，也不会造成二次污染。

医用三氧化水可广泛应用于骨关节疼痛（如颈椎病、腰椎间盘突出症、骨关节炎等），风湿痛，软组织疼痛（如强直性脊柱炎、腱鞘炎、肩关节周围炎等），牙科治疗及手术清洗，盆腔炎性疾病，顽固性口腔溃疡，促进创面愈合及抗肿瘤治疗等。

三、不良反应

国内外对医用三氧化水基础与临床的研究工作正处于起步阶段，相关文献资料极少，尚缺乏多中心、大样本、随机双盲对照等高级别循证医学研究证据。有关医用三氧化水临床应用的研究均认为三氧化水疗法安全性较高，局部注射后可能出现注射部位疼痛、酸胀不适感，但能自行缓解，未发现严重的不良反应。采用医用三氧化水进行临床治疗时应该严格掌握适应证与禁忌证，合理选择不同部位的治疗方式与医用三氧化水的浓度及注射、口服、灌洗时的总容量，规范操作，在治疗中密切监测、观察患者的生命体征，及时处理不良反应。对操作人员与患者采取防护措施，避免因对呼吸道与眼部的刺激而造成严重的不良反应。

（李 彤）

第5章 三氧化油的临床应用

第一节 概 述

三氧具有广谱抗菌活性，可以避免细菌产生耐药性；具有抗炎，促进组织修复等作用。但是三氧气体具有不稳定的化学活性，极容易分解，因此适当储存三氧的方法不仅可以方便临床使用、扩大适应证，还可以增加三氧疗法的依从性，提高临床使用效果。研究证明，经三氧处理植物油后会形成一个"三氧储存器"，可以将三氧变成不饱和脂肪酸的三氧化物而保存下来，然后再缓慢释放到治疗靶点。

三氧化油是利用医用三氧发生器产生三氧，三氧与植物油产生物理化学反应后形成三氧化油产品。三氧化油的生产过程必须考虑以下几个参数：三氧发生器产生三氧的品质与效率；三氧气体与植物油发生化学反应的物理环境，如反应时间、三氧气体的浓度和流量、反应温度等；植物油的种类和数量以及植物油的纯度（植物油中是否含有水或其他催化剂）等。使用医用氧气可以避免产生有毒的氮氧化物，氮氧化物是空气中的氮气与氧气在高压放电时形成的。氮氧化合物种类繁多，主要危害是刺激呼吸道，引发呼吸道疾病。同时它还对中枢神经系统有毒性，引起脑功能障碍。此外氮氧化合物还是一种致癌物。

一、不饱和脂肪酸三氧氧化的化学过程

三氧是一种强氧化剂，可与植物油中的不饱和脂肪酸发生复杂的化学反应。Criegee 在 1975 年提出涉及双键氧化裂解的机制，首先三氧与不饱和双键发生化学反应，生成初级三氧化物，初级三氧化物不稳定，分解为羰基氧化物和羰基化合物即醛与酮（图 5-1）。

羰基氧化物通过与羰基化合物的 1,3-偶极环加成，形成更稳定的 1,2,4-三氧烷（次级三氧化物）（图 5-2）。

如果在有水或醇存在的条件下进行氧化时，羰基氧化物可与醇或水生成氢过氧半缩醛或单氢过氧宝石二醇（图 5-3）。

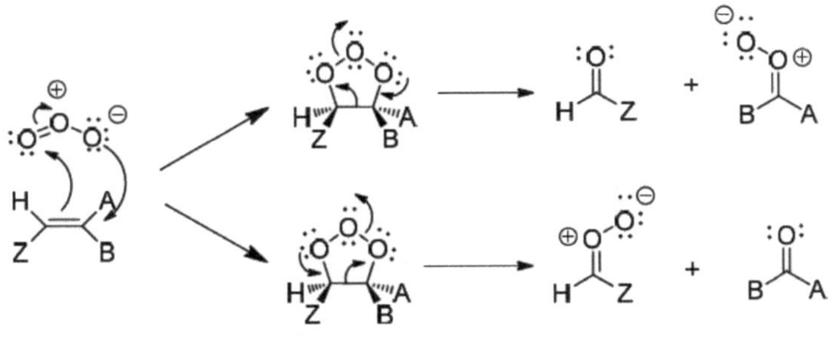

图 5-1　初级三氧化物的生成与分解

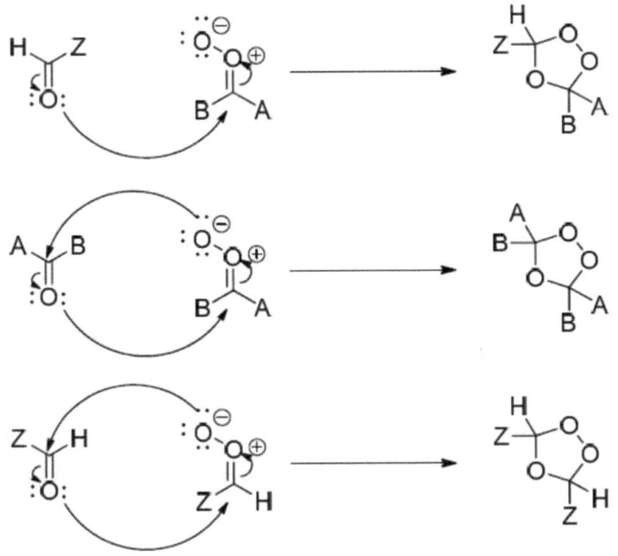

图 5-2　次级三氧化物

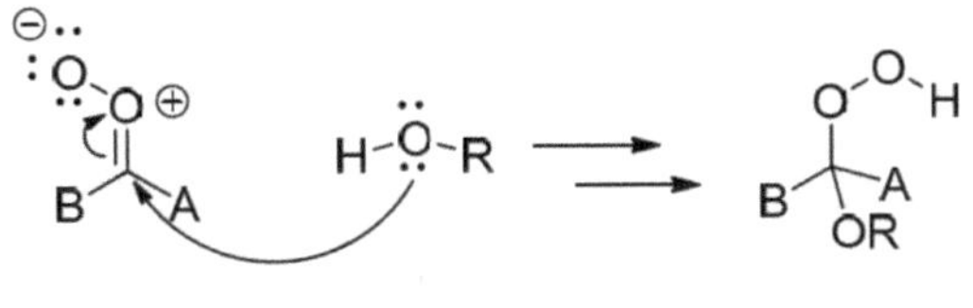

R= Me, H

图 5-3　羰基氧化物与醇（或水）生成氢过氧半缩醛或单氢过氧宝石二醇

羰基氧化物与羰基化合物生成更加稳定的次级三氧化物，即 1,2,4-三氧烷。

三氧化油是一种混合物，主要包括未反应的不饱和脂肪酸、羰基氧化物、醛和酮等成分，甚至还有物理溶解的气态三氧。羰基氧化物又称氧化碳，是三氧化油的核心成分，是起治疗作用的主要成分，其含量的多少是三氧化油很重要的质量指标。

植物油被三氧氧化后产生有治疗作用的羰基氧化物，但是植物油氧化程度与治疗效果不一致。如，Guerra-Blanco 等观察到三氧氧化程度低（22%～24%）的葡萄籽油和葵花籽油具有更加明显的抗感染和伤口愈合作用，主要原因可能与三氧化油制作过程中使用的不饱和脂肪酸的分子结构有关。

二、三氧化油的稳定性

三氧气体极不稳定，很容易分解成氧气，限制了诸如居家治疗等方面的临床应用。一般而言，评估三氧化油的稳定性应该在通常使用条件下进行，目前有关三氧化油稳定性的研究数据远远不够，但可以肯定的是，三氧化油的稳定性远远高于三氧气体与三氧化水。

三氧化油大多呈半透明的流体状，部分呈膏状，在常温、常压下保质期一般在 1～2 年，低温冷藏避光条件下保质期可达 3～4 年。

第二节　三氧化油的抗菌特点

三氧化油的抗菌活性很强大，可以杀灭金黄色葡萄球菌、耐甲氧西林金黄色葡萄球菌（MARS）、分枝杆菌等，还对真菌、寄生虫等病原微生物有杀灭作用，且没有耐药性。

三氧化油对寄生虫有杀灭作用，如肠形鞭毛虫、硕大利什曼原虫等。三氧化油还有抗真菌作用，三氧化油的抗真菌作用优于酮康唑，更没有全身使用抗真菌药后的肝肾毒性。

总之三氧化油杀菌作用强大，细菌对其不产生耐药性，三氧化油对易产生耐药的细菌也有杀灭作用。另一个特点是安全，皮肤黏膜外用三氧化油没有严重不良反应的报道。如果从卫生经济学的角度评价，三氧化油治疗药物还具有成本低的特点。

第三节　三氧化油的制备与适应证

一、制备

三氧化油的生产设备根据产量的不同分为简易生产设备和可批量高效生产的三氧化油机。

简易生产设备由氧气源、三氧发生器、三氧混合瓶、三氧回收装置及管路等组成，具有结构简单，操作方便等特点。缺点是无法保证产出三氧化油浓度的一致性。简易生产设备的生产过程是由医用氧气经三氧发生器产生三氧，接入三氧混合瓶，在三氧混合瓶内与植物油发生化学反应，产生三氧化油。残余的三氧由三氧分解装置分解（图 5-4）。

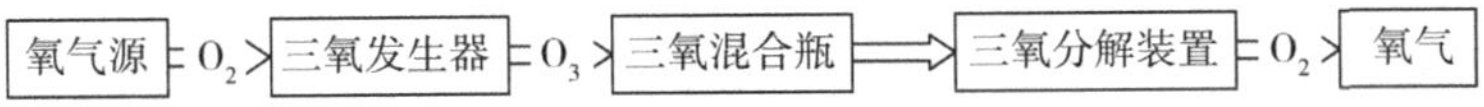

氧气源 ⊢O₂⟩ 三氧发生器 ⊢O₃⟩ 三氧混合瓶 ⟹ 三氧分解装置 ⊢O₂⟩ 氧气

图 5-4　三氧化油简易生产

三氧化油机是由氧气源、产生高浓度三氧的三氧发生装置、制冷装置、三氧化油混合装置、三氧尾气分解装置等组成，可准确测量及控制三氧化油的浓度，另外有完善的声光报警等安全保护措施。三氧化油机生产三氧化油过程首先是大流量制氧机产出高浓度医用氧气，通过三氧发生装置产生三氧后，经入口传感器与混合装置内的植物油（常用橄榄油）发生反应，产生三氧化油，残余三氧经三氧分解装置分解。三氧与植物油反应过程中会产生大量的热能，油温会急剧上升，油温过高不仅会导致三氧分解甚至会爆炸，增加制冷装置可有效地降低油温，防止三氧分解与保障生产安全（图 5-5）。

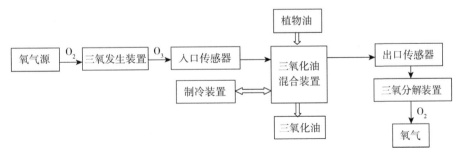

图 5-5　三氧化油机

三氧化油的浓度根据目前的技术手段无法进行直接的测量,可采用积分累计的方式计算得出。测量方法为根据三氧化油混合装置内注入的植物油注入量 V,再分别测量出三氧化油混合装置入口三氧浓度 C_{1i} 和出口三氧浓度 C_{2i},以及测量三氧气体流量 Q_i,通过积分计算的方式可间接测量出三氧化油的络合浓度 C_{oil}。

$$C_{oil} = \int_O^T \frac{(C_{1i} - C_{2i}) \cdot Q_i}{V} \cdot dt$$

式中,C_{oil} 为三氧化油络合浓度,V 为植物油注入量,Q_i 为三氧气体流量,C_{1i} 为入口三氧浓度,C_{2i} 为出口三氧浓度,T 为制取三氧化油时间。

二、适应证与禁忌证

1. 适应证　三氧化油的主要适应证是皮肤病,如皮肤创伤、慢性溃疡、糖尿病足、皮肤黏膜的急慢性感染、皮肤过敏性疾病等。此外还有三氧化油用于口腔科与妇科疾病的报道,如牙龈炎、口腔溃疡、阴道炎等。

2. 禁忌证　三氧化油局部使用时全身不良反应比较少见;用于 G-6-PD 缺乏症、甲状腺功能亢进症等患者时是否会发生类似三氧自体血疗法的副作用,如溶血、高代谢状态,甚至甲亢危象等值得关注。

第四节　三氧化油的安全性

古巴医生最早将三氧与植物油进行反应产生三氧化油用于临床,当时命名为 oleozon®。对 oleozon® 进行药理学与毒理学研究,未发现毒性反应和死亡事件。病理解剖未发现肉眼可见的实体性脏器损伤。即使给予 2g/kg 的大剂量三氧化油,也没有发现急性毒性反应。

我国有研究者通过一系列三氧化油毒性与安全性的相关研究,证实了三氧化油的安全性。鲁建云等利用不同浓度的三氧化油进行急性毒性与过敏性的实验研究,高浓度三氧消耗量为 150g/L,中浓度三氧消耗量为 100g/L,低浓度三氧消耗量为 60g/L。不同浓度三氧化油对豚鼠皮肤刺激性试验结果表明,单次给药时仅在中、高浓度时有轻微刺激反应,多次给药时各种浓度均可见刺激性反应。大鼠皮肤使用高浓度三氧化油的急性毒性试验没有出现死亡,大鼠外观、行为、饮食与排泄等没有异常,病理学检查肝脾等器官没有异常。选用高浓度三氧化油对豚鼠进行过敏性试验表明三氧化油有轻微的过敏反应。

常见的不良反应有：局部烧灼感、色素沉着、过敏等。口服三氧化油可出现恶心。

第五节　临床应用

一、寻常型银屑病

（一）病因与发病机制

银屑病病因复杂，环境因素与个体基因的差异相互作用，导致银屑病的发生。

我国 1984 年抽样调查显示该病发病率约为 0.123%，多见于青壮年，无明显性别差异。慢性病程，易复发，冬季复发或者加重，夏季缓解。

1. **遗传因素**　流行病学与人类白细胞抗原（human leukocyte antigen, HLA）分析及全基因扫描研究均支持本病与遗传关系密切。临床上约 20% 的银屑病患者有家族史，父母一方有银屑病，子女患病概率为 16%，父母双方都有银屑病时，子女患病概率高达 50%。

2. **感染**　以往发现链球菌感染可诱发和加重银屑病，在儿童患者表现突出，发病率为 10%～54%。除链球菌外，临床上部分银屑病系因真菌（如糠秕孢子菌、念珠菌）、葡萄球菌、肠道细菌及病毒（如 HIV）等感染触发。微生物感染致病的机制尚不清楚，可能与微生物及其代谢产物作用于免疫系统有关。

3. **内外环境的改变**　体内外环境的改变可能诱发或促进银屑病的发生发展。诱发或者加重银屑病的因素有紧张、应激事件、外伤、妊娠、分娩、哺乳及月经等。此外，气候、光线、潮湿和环境污染等也会诱发或加重银屑病。

4. **免疫**　寻常型银屑病皮损处淋巴细胞和单核细胞浸润明显，T 淋巴细胞真皮浸润为本病的重要病理特征。可能是皮损中活化的 T 淋巴细胞释放细胞因子（IL-1、IL-6、IL-8、INF-γ 等）刺激角质细胞增生，促发并参与银屑病的发生发展。银屑病病理生理的一个重要特点是表皮基底层角质形成细胞增殖加速，有丝分裂周期缩短，组织病理出现角化不全、颗粒层消失。

（二）临床表现

临床上将银屑病分为寻常型、脓疱型、关节病型和红皮病型 4 种类型。其中寻常型银屑病最为常见，占 95% 以上。发病初期有红色丘疹或斑丘疹，自粟粒至绿豆大，上覆银白色鳞屑。鳞屑在急性损害期较少，慢性期较多。皮损中央部分鳞屑附着较牢固，将鳞屑刮除后，其下为一红色发亮的薄膜，称薄膜现象，轻刮薄膜即可出现散在的小出血点，呈露珠状，称为点状出血现象。损害边界清楚，皮损周围有 0.2～0.5cm 的淡红色晕，皮肤外观正常，但皮肤毛细血管已弯曲不正常，对紫外线红斑反应和对药物刺激反应均减弱。皮损处出汗减少，皮损消退后不能立即恢复正常。

损害呈点滴状散布身体各处时称为点滴状银屑病，此现象常见于儿童，特别是因扁桃体炎而发病者。如皮损扩大成圆形扁平斑片状，形如钱币，称为钱币状银屑病。若皮损继续扩大，邻近的损害相互融合，形成大片不规则地图状，称为地图状银屑病。点滴状银屑病经过适当治疗后可在数周内消退，小部分患者发展成慢性病程。

按病情的发展可分为进行期、稳定期和退行期。进行期为急性发作阶段，此时可有同形反应。当炎症停止发展，皮损无新发处于静止状态，称稳定期。当损害处皮肤变薄、红色变淡直至皮损消失，留下色素减退或色素沉着斑，称为退行期。

（三）治疗

银屑病常规治疗主要是外用药物，如糖皮质激素、维 A 酸霜、维生素 D_3 衍生物等。全身使用甲氨蝶呤、环孢素 A、维 A 酸等药物一般不作为银屑病的常规治疗，因为这些药大多具有毒性，临床应用过程中应密切注意不良反应。例如甲氨蝶呤有骨髓抑制作用，环孢素 A 有肾毒性等。

三氧化油用于寻常型银屑病是一个创新之举。有作者报道 40 例稳定期的银屑病患者，面积＜30%，左右对称发病。采用患者自身对照的方法进行临床研究，右侧涂抹复方氟米松，左侧涂抹三氧化油，每日 2 次涂抹药物，在第 1 周、2 周、4 周观察效果。结果表明第 1 周，三氧化油的效果稍差于复方氟米松，三氧化油组有效率为 60.58%，复方氟米松组有效率为 72.23%，两组之间有显著性差异（P＜0.05）。第 2 周、第 4 周两组之间没有显著性差异。第 4 周结束后用皮肤反射式共聚焦显微镜观察，表皮大致正常，真皮层乳头有少许炎症细胞浸润，炎症细胞浸润程度与治疗前比较明显减轻。结果表明三氧化油治疗稳定期寻常型银屑病疗效与中效糖皮质激素相当，三氧化油起效较慢。

三氧化油治疗寻常型银屑病与激素比较有类似的近期疗效，其远期疗效还需要更多的临床观察。重要的是没有激素治疗的不良反应，如皮肤萎缩、激素依赖等。

二、伤口愈合

伤口愈合是指机体遭受外力作用，皮肤等组织出现离断或缺损后的愈合恢复过程，包括各种组织的再生和肉芽组织增生、瘢痕组织形成等。

伤口愈合是恢复组织完整性的一连串的相互重叠的过程。不论开放或闭合性伤口，愈合的过程是一样的。愈合的效果与时间的长短受组织伤害及污染程度的影响，小而干净的封闭伤口愈合迅速且瘢痕不明显，大而污染的开放伤口愈合慢且瘢痕明显。

（一）修复过程

伤口修复的复杂过程分为炎症期、上皮形成期、肉芽期及纤维增殖期。

1. **炎症期**　组织受损后血管立刻收缩，血小板聚集产生脱颗粒作用，凝血反应及补体系统被激活等达到伤口止血的作用。随后中性粒细胞、单核细胞等进入伤口吞噬细菌、外来异物等。活化的补体可吸引更多的白细胞进入伤口。

2. **上皮形成期**　受伤后数小时伤口边缘的角质细胞外观发生变化。表皮层逐渐增厚，边缘基底细胞变大并且向伤口内移动，一旦细胞开始移动则不再分裂，直到表皮的完整性得到重建。

3. **肉芽期**　新鲜肉芽组织外观鲜红，有较多新生血管生成。成纤维细胞逐渐迁移入伤口中，并继续增生、合成新的细胞外基质。

4. **纤维增殖期**　伤口愈合的最终结果就是瘢痕形成，相对于正常的组织而言，瘢痕较脆弱没有弹性、没有毛囊和汗腺等附属器。瘢痕修复的最大好处就是迅速重建组织的完整性。

（二）三氧化油对伤口的愈合作用

营养不良、组织缺血缺氧、糖尿病与肥胖、局部与全身感染等因素会延缓伤口的愈合。三氧化油无论对急性还是慢性伤口都有促进愈合作用。

1. **急性伤口的动物实验**　有学者观察使用三氧化油对动物伤口的愈合作用。实验动物随机分为：三氧化橄榄油组（三氧组），纯橄榄油组（橄榄油组），以及伤口未给予治疗组（对照组）。结果表明，与橄榄组和对照组相比，三氧组在手术后第 5 天、第 7 天残留伤口面积最小（$P<0.05$）。苏木精-伊红染色和 Masson 三色染色均显示三氧组胶原纤维强度增加，成纤维细胞数量增加。免疫组织化学染色显示血小板源性生长因子（PDGF）、转化生长因子-β（TGF-β）和血管内皮生长因子（VEGF）表达上调。PDGF、TGF-β 和 VEGF 的表达增加是局部应用三

氧化油加速豚鼠急性皮肤伤口修复的病理学基础。

此外，大鼠皮肤移植实验表明：三氧化油可促进和改善新生血管的形成，有利于组织修复。

2. 慢性伤口的临床研究　Solovăstru 等对 29 例病史大于 2 年的下肢慢性静脉溃疡患者使用三氧化油治疗 30d。三氧化油患处涂抹，每天 2～3 次。结果表明三氧化油组治愈率达到 25%，而对照组（使用维生素 A、维生素 E、滑石粉和氧化锌乳膏）则没有治愈的病例（$P < 0.05$）。

糖尿病足是慢性伤口难以愈合的典型疾病，患者肢体远端出现坏死、感染等并发症，同时还由于创面血供不足更加难以愈合。糖尿病足的治疗目前有控制血糖、控制感染、清除坏死组织等重要的环节。不同形态的三氧都是治疗糖尿病足的有效手段，如三氧化水、三氧套袋以及三氧化油等。三氧化油具有稳定性好、使用方便、可以长期保存，出院后可居家治疗等优点，特别适宜糖尿病足患者的治疗。三氧化油不仅促进溃疡面的愈合，还可减轻糖尿病足的疼痛。

三、特应性皮炎

（一）病因

特应性皮炎的病因可能与遗传、环境等因素相互作用有关，与免疫介导有关。

（二）临床表现

1. 约 60% 患者于 1 岁内发病，出生后 2 个月发病者居多。

2. 初发皮损为面颊瘙痒性红斑，继而在红斑基础上出现针头大小的丘疹、疱疹，密集成片，瘙抓、摩擦后很快糜烂、渗出与结痂等。皮损快速扩大到其他部位。

3. 病情时轻时重，一般 2 岁以内逐渐好转、痊愈。部分迁延至儿童期。

4. 儿童期累及四肢屈侧或伸侧，多位于肘窝、腘窝等处，常伴有搔抓的痕迹，久之形成苔藓样变。此期瘙痒剧烈，形成瘙痒-搔抓-瘙痒的恶性循环。

5. 成人期患者往往由儿童期病变发展而来，表现与儿童类似。

（三）治疗

1. 常规治疗　特应性皮炎常规治疗困难，缺乏有效的治疗手段。患者表现为严重、剧烈的瘙痒。传统的治疗方案主要有皮肤保湿，保护皮肤屏障。如果是严重的特应性皮炎可以短期使用糖皮质激素治疗，皮损稳定后可以长期使用他克莫司治疗。其他治疗手段有中波紫外线治疗，因中波紫外线可以抑制皮肤中的 T 细胞的激活，减轻免疫反应。

2. 三氧化油治疗　三氧化油不仅能够减轻皮肤水分丢失，保护皮肤。同时还可调节皮肤免疫状态，杀灭皮肤上的病原微生物。

（1）动物实验：Lu 等利用动物实验制作特应性皮炎模型，并使用三氧化油治疗。结果表明，三氧化油能显著抑制炎症反应，促进小鼠皮肤愈合。通过降低特应性皮炎小鼠 h2 显性细胞因子和增加 IL-10 的表达来抑制特应性皮炎的炎症反应。

（2）临床研究：特应性皮炎的发生、发展与皮肤中的细菌等有密切关系。鲁建云等利用自身左右对照的方法进行研究，对 12 例 6～65 岁中重度特应性皮炎患者进行治疗和观察，治疗侧使用三氧化油联合三氧化水，对侧使用温水洗浴联合基础护理油。每天 2 次，连续使用 7d。定量检测靶部位治疗前后金黄色葡萄球菌的变化，并观察患者的病情改变。结果发现，三氧化油不仅可以控制皮肤的病变、改善睡眠、缓解瘙痒等，还可以减少皮肤金黄色葡萄球菌的载量。

对于婴幼儿特应性皮炎，三氧化油外用后也有很好的治疗效果，给予三氧化油后皮肤病损恢复，症状改善。秦桂芝等将 60 例特应性皮炎患儿分为治疗组和对照组。治疗组用三氧化水淋浴（每周 3～5 次），涂三氧化油（每天 2 次）；对照组用温水冲洗，涂基础油，必要时加润肤露。疗程为 2 周。治疗婴幼儿特应性皮炎 3～5d 后皮肤渗出减少，糜烂愈合。治疗组和对照组 1 周有效率分别为 80.0% 和 20.0%，2 周有效率分别为 89.6% 和 30.7%，两组比较有显著性差异（$P<0.05$）。局部应用三氧化油治疗婴幼儿特应性皮炎没有发生严重不良反应。

（方七五　安建雄）

第6章 其他三氧疗法

第一节 直肠三氧灌注疗法

直肠三氧灌注疗法（ozone rectal insufflation，O_3-RI）是指将医用三氧通过直肠注入预防和治疗疾病的一种方法。O_3-RI 不仅对肠道局部病变有治疗效果，同时也是一种全身疗法。

一、作用机制

O_3-RI 的局部作用体现在三氧对肠道的影响。三氧被认为是最好的消毒剂，它通过氧化作用破坏病毒衣壳或细菌细胞膜，使膜脂质和蛋白质过氧化失去作用，甚至与胞质内物质以及 DNA 反应，从而杀灭病原体。抗生素滥用导致大量耐药菌出现与肠内菌群失调，三氧可以无选择性地杀灭所有病原菌，使菌群重建，进而清除炎症，促进组织修复，缓解腹痛、腹泻等肠道感染症状。有文献报道，三氧可使一些受损的肠上皮细胞迅速脱离上皮层，刺激肠上皮细胞快速再生修复，这些反应都有利于肠道溃疡损伤等伤口的愈合。

O_3-RI 也是一种全身疗法。三氧气体灌注进入肠道后，可迅速溶解于肠内，与黏蛋白、有抗氧化活性的分泌物及多不饱和脂肪酸残留物发生反应，生成活性氧和脂质过氧化物。活性氧不被吸收入血，在肠道内可逐渐衰减，而脂质过氧化物会被吸收进入循环系统，发挥抗病毒、改善血液循环、促进代谢、调节免疫和提高全身抗氧化能力等作用。

二、临床应用

1. **结（直）肠疾病** 如克罗恩病、溃疡性结肠炎等。临床研究报道 O_3-RI 可阻止或延缓溃疡和缺血病程，促进危重症患者持续性溃疡的恢复。

2. **感染性疾病** 如病毒性肝炎、细菌性胆囊炎、感染性肠炎、带状疱疹、单纯疱疹与尖锐湿疣等感染性疾病。欧洲在 2000 年批准三氧可用于治疗急性病毒性肝炎，研究显示三氧有降低病毒载量、使肝酶恢复正常等作用。条件致病菌隐孢子虫感染引起严重腹泻的艾滋病患者，经三氧直肠灌注后症状获得暂时改善。

3. **慢性疼痛**　如纤维肌痛症等。以往对纤维肌痛症没有有效控制手段，患者的肌肉代谢和肌肉结构发生改变，可导致氧扩散不良，氧化应激水平升高。有研究显示，O_3-RI 可有效缓解纤维肌痛症患者的症状。

4. **自身免疫性疾病**　如类风湿关节炎、多发性硬化、系统性红斑狼疮、干燥综合征及皮肌炎等。多发性硬化患者经 O_3-RI 治疗后可降低氧化应激，降低促炎细胞因子的作用可能与 Nrf2 磷酸化激活有关。在类风湿关节炎患者中，O_3-RI 可增强甲氨蝶呤的临床效果，改善类风湿关节炎患者的细胞氧化还原平衡。

5. **过敏性疾病**　如哮喘和过敏性皮炎等。有文献报道哮喘患者的气道高反应性与氧化还原、免疫状态密切相关，活性氧诱导支气管收缩和气道高反应性，而具有调节氧化应激和调节免疫系统功能的 O_3-RI 可用于治疗特发性哮喘。

6. **肿瘤辅助治疗**

（1）放、化疗增敏：放、化疗后肿瘤缺氧是导致肿瘤对放、化疗耐受的原因之一，三氧通过改善肿瘤细胞的缺血缺氧促进放、化疗的敏感性。

（2）改善放、化疗不良反应：如前列腺癌或宫颈癌患者放疗后容易产生放射性直肠炎，O_3-RI 可修复放疗导致的肠黏膜损伤。

7. **亚健康状态**　O_3-RI 可改善机体的疲劳、失眠症状。

三、操作要点

治疗前一晚进流质饮食，治疗前空腹并排空肠道。患者取左侧卧位，暴露肛门，臀下垫巾，常规监护。润滑肛管前端，成人一般置入 7～10cm，用夹子夹闭尾端。取气后打开夹子，匀速注入 O_2-O_3 混合气体，浓度一般为 30μg/Nml 左右，高于 40μg /Nml 可能会损害肠上皮细胞和肠杆菌。成年人剂量一般为 100～300ml。注入完毕用夹子迅速夹闭。如患者有不适或便意时应及时停止操作。治疗每天 1 次或隔天 1 次，每个疗程 10～20 次。

肠腔内容物、肠胃气体、未排泄的粪便会中和三氧，减少三氧的有效剂量；肠黏膜表面液体的黏度、pH 和表面张力可能对三氧的生物利用度产生较大影响。为达到治疗效果，O_3-RI 所需三氧剂量通常是 O_3-AHT 剂量的 3 倍。建议患者在治疗前排便及清洗肠道，以减少三氧损耗，保证治疗效果。

O_3-RI 具有损伤轻微、风险小、成本低和操作简单等优点。治疗结束后可能出现腹胀、便秘、排气、恶心和厌食等不适，一段时间后可自行缓解，不良反应及并发症的相关报道较少。

第二节　三氧局部注射

三氧局部注射是指通过穿刺等手段将治疗浓度的三氧注入机体局部区域，以达到治疗目的。三氧可通过拮抗炎症反应中免疫因子的释放、减轻疾病部位炎症反应，增加局部氧供应，减轻水肿，促进组织修复达到镇痛、替代激素的目的。三氧具有强大的抗菌能力，注射后不易发生局部感染。

一、椎间盘内注射

三氧具有很强的氧化性，可氧化椎间盘髓核内的蛋白多糖，使突出的髓核回缩，达到机械性减压的目的，从而治疗椎间盘突出症。临床诊断明确、非手术治疗无效的颈、胸、腰椎间盘突出症可行经皮穿刺椎间盘三氧注射术。

操作要在导管室、手术室或 CT 室的影像透视下进行，穿刺入路以侧后方入路最为常见。除非有明确适应证，一般不需要做髓核造影。O_2-O_3 混合气体浓度为 25～40μg/ml，颈椎间盘注射为 1～3ml，胸、腰椎间盘注射为 6～10ml。通常一次治疗后即有效，必要时一周后重复注射一次。

三氧椎间盘注射的禁忌证为合并椎管狭窄、黄韧带重度肥厚、腰椎滑脱、脊柱及椎管内肿瘤、脊髓压迫症、马尾综合征、椎间盘钙化。

二、关节腔内注射

常见的注射部位包括颞下颌关节、肩关节、指骨间关节、骶髂关节、髋关节、膝关节与踝关节，用于治疗关节炎、关节损伤等。三氧注射量与关节容量相关，指关节、颞下颌关节为 1～2ml，其他部位为 5～20ml。三氧化水浓度为 10～23μg/ml；O_2-O_3 混合气体浓度为 10～30μg /ml。每周注射 1～3 次。可根据病情、治疗次数调整治疗参数。

三、神经根（神经节）注射

注射部位包括半月神经节、星状神经节、背根神经节注射等，多用于治疗神经病理性疼痛、失眠。注射时应在影像引导下穿刺。

　　三氧星状神经节注射的禁忌证为对侧气胸或肺叶切除、严重慢性阻塞性肺疾病、近期发生的急性心肌梗死、房室传导阻滞及青光眼。原因是星状神经节阻滞后会出现暂时性一侧膈神经阻滞、膈肌瘫痪，正常人并不会出现明显症状，而呼吸功能不全者可出现呼吸困难。

四、肌肉筋膜注射

　　三氧肌肉筋膜注射适用于单纯肌肉、筋膜、韧带损伤所致的疼痛和肌肉痉挛，不适合韧带断裂、关节错位、滑膜嵌顿、筋膜钙化者。注射量根据病变区组织学特征确定，一般筋膜表面、骨膜面、韧带 3～5ml，肌肉间隙、关节滑膜组织内 5～10ml。常用浓度为 O_2-O_3 混合气体 10～30μg/ml，或三氧化水 10～23μg/ml。每周治疗 1～2 次，4 次为 1 个疗程。

五、皮下注射

　　多用于美容目的，通过皮下脂肪层内注射三氧达到减少皮下脂肪的作用。每5～10cm 皮肤皱襞处注射一次，每点注射 2～3ml，采用 27G（0.3mm）针头，浓度 15～20μg/ ml。

六、腹腔灌注

　　用于治疗盆腔痛、盆腔感染等。患者仰卧位，头部及双下肢抬高 30°。反麦氏点位置穿刺并缓慢进针，回吸确认无血液或肠道内容物后，注射 0.5%利多卡因20ml，连接加压装置灌注 10～20μg/ml 三氧化水 100～300ml。在腹膜炎腹腔手术中使用 4～6μg/ml 的浓度 5～10L 三氧水灌洗腹腔 20min。

七、小自血疗法

　　小自血疗法是免疫刺激剂疗法，适应证有银屑病、皮炎、湿疹、痤疮、疫苗过敏和疔疮。采静脉血 5ml，收集到预填充 5ml O_2-O_3 混合气体的 20ml 一次性注射器中。振动 30s 后缓慢肌内注射。每周 5～10 次为 1 个疗程。

第三节　三氧套袋疗法

　　1. 三氧套袋治疗　包括全身三氧浴和局部套袋疗法。

　　（1）全身三氧浴：三氧作用于人体皮肤表层，产生脂质氧化物和活性氧，通过皮肤障碍进入循环系统，全身三氧浴疗法能显著增加过氧化反应的水平，不适宜重复治疗。

（2）局部套袋疗法：主要用于 2 型糖尿病并发糖尿病足、慢性难治性溃疡、烧伤、化脓性感染等皮肤损伤。在糖尿病足患者的一项随机对照临床研究中，对照组静脉滴注抗生素联合局部使用抗生素，治疗组使用 O_3-RI 配合三氧局部套袋治疗。结果显示，三氧治疗组血糖水平改善比例较抗生素组高 1 倍，溃疡面积和溃疡周长显著下降，愈合时间和住院时间均显著缩短，同时，生化指标显示三氧治疗可改善氧化应激，显著降低氢过氧化物、GSH 水平及 CAT/SOD 值。

2. 操作　将需要进行治疗部位的皮肤和抗三氧化塑料袋湿润，袋子套在相应部位并密封。用独立的负压吸引器将袋内空气经由特殊的阀门抽出，再将合适浓度及量的 O_2-O_3 混合气体注入袋内。治疗结束时必须抽空净化袋子内剩余的三氧气体。

第四节　其他治疗途径

一、瘘管吹入

多用在皮肤、肛周和外科瘘中。用三氧化水清洗瘘管后吹入气体。持续时间 5～20min，O_2-O_3 混合气体的浓度为 10～30μg/ ml。

二、阴道、膀胱输尿管吹注

用于阴道炎、尿道炎、真菌感染等。先使用三氧化水冲洗，再使用 10～30μg/ ml 的 O_2-O_3 混合气体，以 0.1～0.2L/min 的流速 10min 连续吹入 1～2L 的气体。要选择与器官腔道大小相匹配的抗三氧氧化的装置，以保障气体到达黏膜褶皱，并均匀分布。

三、皮肤外用

三氧化水、三氧化油和三氧乳膏用于创伤性损伤、伤口感染、慢性溃疡、压疮、烧伤清洁、疱疹性病变、真菌感染、昆虫叮咬、外科手术清创、牛皮癣、病毒性疾病和皮肤的真菌感染、甲癣、疖、痈、脓肿，酒渣鼻、痤疮等。

四、三氧水口腔冲洗

可用于牙龈炎、牙周炎、齿槽炎、龋齿等。

第五节　并发症

一、肺动脉栓塞

由于三氧与氧气在血液中的溶解度有限，气态的 O_2-O_3 混合气体不能够完全溶解，未溶解的气体通过静脉注射导致肺动脉栓塞。有文献报道 O_2-O_3 混合气体静脉注射治疗致气体栓塞死亡的病例。

O_2-O_3 混合气体不能直接行动脉注射。

二、肺损伤

三氧具有强氧化性，由于肺的解剖和生化特性使得肺泡上皮细胞对三氧氧化性损伤极其敏感。在治疗过程中，一定要避免吸入三氧气体。如不慎将 O_2-O_3 混合气体注射到胸神经附近，穿刺针过深可能会注入肺部导致肺损伤。

三、剧烈头痛

硬膜外腔或者神经节（半月神经节）等部位注射时有可能将 O_2-O_3 混合气体注射到蛛网膜下腔，导致颅内积气，患者可出现剧烈头痛的症状。

2016 年《中华医学杂志（英文版）》杂志报道了一例三氧通过颈部蛛网膜下腔进入颅内的病例。患者因为颈椎病接受颈部硬膜外三氧注射治疗，注射浓度为 30μg/ml 的 O_2-O_3 混合气体 3ml，注射完毕后约 1min，患者头部出现炸裂样疼痛，不伴有意识丧失。疼痛部位主要集中于额顶部及枕部，不向其他部位放射，同时伴有心慌、不敢站立、恶心、呕吐等。

如出现不良反应，应立即平躺，给予氧气吸入（2L/min），同时准备好麻醉机，开放外周静脉，输注 5% 葡萄糖生理盐水 500ml。静脉给予胃复安 10mg，咪达唑仑 1mg 镇吐与镇静。1h 后患者头痛减轻，20 余天后头痛完全缓解，没有任何后遗症。

病例提示进行三氧有创治疗前应禁食、禁水，或使用可经肠道快速吸收的碳水化合物（如"术能"等）为镇痛和急救提供良好安全条件。三氧硬膜外腔注射治疗时应反复回吸确定不在蛛网膜下腔，特别是颈部硬膜外，必要时可给予试验剂量或注射造影剂进一步确定不在鞘内。因 O_2-O_3 混合气体扩散较快，气颅发生概率较高，推荐选择三氧化水注射。

三氧进入颅内后出现剧烈的炸裂样头痛，应尽快采取有效镇痛措施，如吸入麻醉药，瑞芬太尼 20～40μg、舒芬太尼 2.5～5μg 入壶等。

（张文浩）

第7章 三氧治疗肺部疾病

第一节 低通气

低通气是指肺泡通气不足导致动脉血二氧化碳分压增加（超过正常生理值 37～43mmHg，即高碳酸血症）的一种病理状态。所有肺泡通气功能紊乱的患者均可发展为低通气状态。

临床上，二氧化碳分压增加到 50～80mmHg 会产生严重的低通气症状，导致呼吸性酸中毒或呼吸衰竭。呼吸衰竭是临床综合征，而不是疾病，通常是由于肺通气不足、弥散功能障碍和肺通气/血流比例失调等原因，使静息状态下吸入空气时出现低氧血症和（或）二氧化碳潴留，从而引起一系列生理和代谢紊乱。许多不同的疾病可导致呼吸衰竭，包括哮喘、肺气肿、慢性阻塞性肺病、外科手术（腹部、心脏或肺部）、过量服用催眠药或其他镇静药、早产、大面积烧伤、肌肉疾病、神经疾病等。

急性支气管哮喘发作可以很快进展为呼吸衰竭，出现肺功能障碍；而慢性阻塞性肺疾病（COPD）也可以导致肺功能障碍，但一般进展缓慢。三氧疗法对支气管哮喘、COPD 的治疗具有明显的改善作用。三氧可以调节炎症介质的释放，通过免疫调节、抗感染等途径改善肺功能。

第二节 支气管哮喘

支气管哮喘通常简称为哮喘。"哮喘"一词源于希腊语单词"asthma"，意为"呼吸"。临床上哮喘被描述为一种慢性、阻塞性和反复发作的气道疾病，特征是不同的刺激物导致气道炎症和气道高反应。

哮喘是一种异质性疾病，常以慢性气道炎症为特征，有明确的呼吸系统症状病史，如喘息、气短、胸闷和咳嗽，并且症状及发作强度随时间而变化，伴有可逆的呼气气流受限。气流受限可能会持续。这些变化通常是由运动、过敏源或刺激物暴露、体内的变化等因素引起的或者是病毒性呼吸道感染。哮喘通常与气道高反应性和气道炎症有关，但这些并不是诊断的必要或充分的条件。

哮喘的特点是有各种不同的症状，如气喘、气短、胸闷和（或）咳嗽，并受呼气气流的限制。随着时间的推移，症状和气流受限的特征和强度都有所不同。症状和气流受限可能会自行消失，也可能在药物治疗后缓解，有时可能一次消失数周或数月。患者哮喘发作（加重）可能危及生命，即使症状消失或肺功能正常，这些特征通常也会持续存在，经治疗后可能会恢复正常。

一、常规治疗

支气管哮喘治疗的目的是预防症状发作与病情恶化，尽量减少住院治疗所需的时间。哮喘的治疗目前在国际上基本达成共识，并制定了哮喘的诊疗指南，所有的指南都侧重于炎症的治疗。哮喘的治疗应考虑与下列症状相关的情况：急性症状可由支气管扩张剂迅速逆转；慢性炎症引起病情加重时可以通过吸入皮质类固醇和白三烯通路抑制剂（5-脂氧合酶抑制剂和白三烯受体拮抗剂）预防发作或者抑制气道重塑的过程。这些药物能够减少哮喘的发作，对大多数患者有效，但不能治愈疾病。目前治疗哮喘的方法仍然使部分患者的哮喘无法控制或仅有部分控制。

二、三氧治疗

三氧全身治疗能够诱导血液单核细胞产生细胞因子，诱导细胞增加抗氧化系统调节氧化应激，以及调节一氧化氮水平等，三氧在调节免疫系统方面是有效的。

Zayas K 等采用豚鼠支气管高反应性的动物模型来评价三氧治疗的有效性。将 38 只动物（250～300g）随机分为 5 个实验组。第 1 组阴性对照组（10 只）；第 2 组阳性对照组：6 只豚鼠通过腹腔内注射卵清蛋白溶液致敏（1mg/0.5ml 生理盐水），在致敏后第 14 天、21 天、28 天、35 天和 42 天给予卵清蛋白溶液（0.5mg/ml 生理盐水）雾化吸入 15min；第 3 组 6 只豚鼠同第 2 组一样致敏，24h 后开始直肠三氧治疗，15 次（每日 1 次），剂量 0.2mg/kg（三氧浓度 10mg/L）；第 4 组 7 只动物，同第 3 组，但三氧剂量为 1.2mg/kg（三氧浓度为 50mg/L）；第 5 组，9 只动物致敏后给予吸氧治疗（7ml）。

通过气管内（intrabronchial，IB）压力测量（将动物与生理记录仪连接起来）

对肺功能进行研究，测量血液中免疫球蛋白 IgG（在豚鼠介导过敏反应的抗体是 IgG 而不是 IgE）及肺组织髓过氧化物酶（MPO）水平。结果表明三氧治疗后 IB 压力出现显著性下降。

IgG 和 MPO 变化结果见表 7-1，阳性对照组 MPO 水平较其他组明显升高。最高剂量三氧处理组（1.2mg/kg）和阳性对照组的 IgG 值均有所增加。

表 7-1　免疫球蛋白 G（IgG）和髓过氧化物酶（MPO）的变化

组别	数量	IgG（g/L）	MPO（U/g）
阴性对照	10	0.848 ± 0.26^a	0.0139 ± 0.003^a
阳性对照	6	1.177 ± 0.20^b	0.0343 ± 0.0123^b
低剂量三氧组（0.2mg/kg）	6	0.824 ± 0.218^a	0.0105 ± 0.005^a
高剂量三氧组（1.2mg/kg）	7	1.364 ± 0.415^b	0.0116 ± 0.005^a
氧气组	9	0.995 ± 0.234^a	0.0110 ± 0.0048^a

注：不同字母表示各生化指标有显著性差异（$P < 0.05$），即阳性对照组、高剂量三氧组与其余三组 IgG 有显著差异，阳性对照组与其余四组 MPO 有显著差异。

增敏后 IB 压力升高表明卵清蛋白引起的气管高反应性（BHR）引起气道阻力增加，BHR 在哮喘发病机制中起重要作用。

三氧治疗松弛支气管平滑肌，降低 BHR 和气道阻力。与阳性对照组相比，三氧治疗组 MPO 水平较低，肺组织损伤更小。阳性对照组 IgG 值显著升高，这可能与气道反应性增加有关。随着三氧剂量的降低，阳性对照组与低剂量三氧组 IgG 无显著差异。因此，三氧治疗可能在免疫应答中具有剂量依赖性的调节作用。

Hernandez F 等对 113 例哮喘患者（年龄 15～50 岁）进行三氧治疗研究。两组患者均行 3 个疗程三氧自体血疗法治疗。每个疗程 15 次（每周 5 次），每次 4mg（O_2-O_3 混合气体 200ml，三氧浓度 20μg /ml）或 8mg（O_2-O_3 混合气体 200ml，三氧浓度 40μg /ml）。第 3 组治疗 3 个疗程，经直肠吹入三氧，每个疗程 20 次，三氧剂量为 10mg（O_2-O_3 混合气体 200ml，三氧浓度 50μg/ml）。每组一个疗程的时间为 5 个月或 6 个月。患者在研究期间没有使用药物治疗。

在每个疗程开始之前和结束时抽取患者的血液样本，采用慢速离心法和梯度离心法分别获得红细胞、血清和外周血单核细胞（PBMC）。总血清 IgE 的定量测定采用免疫酶法 ELISA 试剂盒。用 ior-drl（IgG2a）抗 HLA II 类荧光（FITC）单克隆抗体对淋巴细胞亚群进行流式细胞计数测定，人白细胞抗原（HLA-DR）。用 Beutle 法测定红细胞 GSH 和谷胱甘肽还原酶。分别用 Faraj 等对汤姆森法修正后的方法和 Habig、Jakoby 提出的方法测定红细胞 GSH-Px 和谷胱甘肽巯基转移酶（GST）活性。

记录症状评分，并在每个疗程开始前和结束时使用基线肺活量测试评估呼吸功能测试第 1 秒用力呼气量（FEV_1）和用力肺活量（FVC）。

利用三氧治疗第一个疗程开始前和第三个疗程结束时的数值对结果进行分析，结果表示为 $\bar{x} \pm SD$，采用 Wilcoxon 检验对匹配样本进行比较，$P \leqslant 0.05$ 有统计学意义。

三个组在治疗前的 IgE 与 HLA-DR 没有差异，表明三个组之间的哮喘患者分期相同，具有可比性，见表 7-2。

表 7-2　三氧治疗前血清 IgE 和 HLA-DR 在 PBMC 中的表达

分组	IgE（U/ml）	HLA-DR（%）
MAHT 4mg　（$n = 35$）	193±73	32±12
MAHT 8mg　（$n = 41$）	225 ±87	27±10
RI　　10mg　（$n = 37$）	196±52	29±12

注：MAHT. 三氧自体血疗法；RI.直肠三氧

评估三氧治疗后血清 IgE 水平和 PBMC HLA-DR 表达（表 7-3），这两项指标都很高的患者仅占 43%，其余的患者至少有一个参数低于界限水平

表 7-3　三氧治疗后血清 IgE 与 HLA-DR 表达分类表（例）

分组	MAHT（4mg）	MAHT（10mg）	RI（10mg）	病例数	（%）
高 IgE 且高 HLA-DR	18	15	16	49	（43）
正常 IgE 或 HLA-DR	17	26	21	64	（57）
总数	35	41	37	113	（100）

注：高 IgE 即血清 IgE> 250U/ml；高 HLA-DR 即 HLA-DR> 35%

Hernandez F 等在研究中将 IgE 上限水平设置为 250U/ml，HLA-DR 上限为 35%；而其他学者将 IgE 上限水平设置为 121～150，HLA-DR<25%。所以在本研究中许多患者属于正常的亚组，而高上限水平的设置确保了研究对象是一个变应性哮喘亚组。

图 7-1 和图 7-2 显示了 4mg 剂量下的 MAHT,造成 IgE 水平(15%)和 HLA-DR 表达（10%）轻微、无统计学意义的下降。而 MAHT 8mg 的剂量可以导致显著的 IgE 水平下降（61%）和 HLA-DR 表达（57%）。10mg 的 RI 也导致这两个参数

的显著降低（IgE 为 30%，HLA-DR 为 40%）。结果表明，三氧治疗可以造成 IgE
水平和 HLA-DR 表达下降，而且下降程度依赖于三氧浓度和路径。

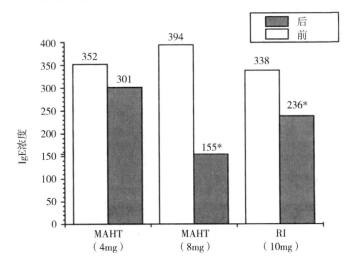

图 7-1　变应性哮喘患者三氧治疗前后 IgE 值的变化

MAHT. 三氧自体血疗法；RI. 直肠三氧

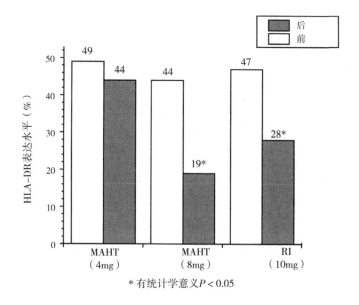

*有统计学意义 $P < 0.05$

图 7-2　变应性哮喘患者三氧治疗 3 个疗程前后 HLA-DR 值水平

MAHT. 三氧自体血疗法；RI. 直肠三氧

在哮喘患者中，支气管对乙酰甲胆碱的反应程度与周围多形核白细胞产生超氧阴离子之间存在相关性。Katsumata 等报道,活性氧可引起麻醉状态下猫的支气管收缩和气道高反应性。另外,谷胱甘肽和抗氧化剂酶可以保护肺免受活性氧的毒害。这些发现表明活性氧对支气管反应性和哮喘有直接的调节作用。由于三氧治疗调节活性氧引起的氧化应激,学者试图找出哮喘免疫介质与抗氧化防御系统之间是否存在某种关系。其中一种抗氧化防御系统是谷胱甘肽抗氧化途径,包括 GSH-Px、GST 和 GSH,以及谷胱甘肽代谢物。

上述研究中,三氧治疗前,三组哮喘患者的值在正常范围内谷胱甘肽（<2.00µmol/g Hb）和 GSH-Px （<11.62U/g Hb）,提示这些患者存在氧化应激,证明高 IgE 水平与氧化应激相关。经三氧处理后,4mg 剂量的 MAHT 诱导 GSH-Px 酶活性显著增加（约 130%）,其余参数无显著变化。8mg 剂量的 MAHT 对谷胱甘肽抗氧化途径的所有成分均有正向影响:GSH-Px（约 190%）大幅度上升,其次是 GST（约 170%）、GSH（约 160%）,最后是 GR（约 140%）。RI 剂量为 10mg 时,GSH-Px（138%）和 GST（144%）酶活性显著增强,GSH 和 GR 参数无显著变化（表 7-4）。

表 7-4　变应性哮喘三氧治疗前后谷胱甘肽抗氧化系统比较

项目	第 1 疗程		第 2 疗程		第 3 疗程	
	治疗前	治疗后	治疗前	治疗后	治疗前	治疗后
GSH	1.65±0.14	175±0.39	1.78±0.22	2.86±0.34*	1.80±0.10	1.93±0.11
GSH-Px	8.90±1.11	11.26±0.80*	7.56±1.40	14.21±1.98*	8.35±0.98	11.50±1.20*
GRd	3.25±0.80	3.46±0.24	4.50±0.71	6.02±0.20*	3.89±0.23	3.91±0.40
GST	6.55±0.35	6.22±0.95	5.84±1.21	9.99±0.80*	7.01±1.01	10.08±1.10*

注: GSH 的单位用 µmol/g Hb 表示；GSH-Px、GR、GST 的单位用 U/g Hb 表示

*治疗前后比较,差异有统计学意义

很明显,MAHT 时 8mg 三氧对谷胱甘肽抗氧化通路的刺激作用最强,其次为直肠三氧 10mg。MAHT 时 4mg 三氧对谷胱甘肽抗氧化通路的刺激作用比较温和。因此,三氧疗法对谷胱甘肽抗氧化途径的影响呈剂量依赖性,抗氧化作用的强弱与 IgE 和 HLA-DR 含量呈负相关。由此说明哮喘患者的免疫介质与抗氧化系统之间存在密切的关系。在此组研究中,所有患者氧化应激状态都明显得到改善。

本研究中 MAHT（4mg）组治疗前后肺功能参数变化无统计学意义,但是 MAHT（8mg）组治疗前后 FVC（2.34L vs. 2.99L）增加明显,第 1 秒用力呼气量 FEV_1 也有明显增加（1.46L vs. 2.20L 和 46.00%比 73.25%）。RI（10mg）组,FEV_1

（1.59L vs. 1.81L, 50.53% vs. 59.63%）也有统计学意义的增加，FVC 无统计学显著性增加（表 7-5）。比较这三组患者，FEV_1 升高最高的是 8mg 时的 MAHT，其次是 10mg 时的 RI 和 4mg 时的 MAHT，这与 IgE、HLA-DR 和抗氧化剂生物标志物的反应行为一致。

表 7-5　三氧治疗 3 个疗程对肺功能的影响

	治疗前	治疗后
	MAHT（4mg）	
VC（L）	2.39±0.39	2.63±0.56
FEV_1（L）	1.56±0.33	1.79±0.53
FEV_1（%）	49.60±14.68	57.60±20.36
	MAHT（8mg）	
FVC（L）	2.34±0.28	2.99±0.60**
FEV_1（L）	1.46±0.20	2.20±0.57***
FEV_1（%）	46.0±8.10	73.25±19.70***
	RI（10mg）	
FVC（L）	2.44±0.45	2.59±0.56
FEV_1（L）	1.59±0.39	1.81±0.52*
FEV_1（%）	50.53±13.58	59.63±20.46*

注：*$P<0.05$;** $P<0.02$;*** $P<0.001$，相对于每个被测参数的三氧治疗前后变化情况

经三氧治疗后，患者临床症状显著改善，并且肺功能指标也有所改善。

之前的研究表明，剂量为 8mg 的 MAHT 可显著降低 PBMC 中血清 IgE 和 HLA-DR 的表达，并可调节 CD3+、CD4+ 和 CD8+ 淋巴细胞亚群。在本研究中，IgE 和 HLA-DR 也得到了类似的结果，同时显著诱导谷胱甘肽抗氧化系统，并在三氧剂量为 8mg 和 4mg 时使用 MAHT，在三氧剂量为 10mg 时使用 RI，改善了肺功能和症状。所以，三氧治疗调节了 IgE 产生的免疫系统，同时诱导了抗氧化系统，从而改善哮喘状态。

本研究证实 IgE 在诱导过敏性哮喘患者氧化应激和随后的支气管炎症中的重要作用及其直接关系。此外，还证实了在这些患者中，全身三氧治疗降低 IgE 水平和 PBMC HLA-DR 表达，并诱导抗氧化系统。因此，三氧治疗由于其具有免疫调节和氧化应激调节的特性，可被视为一种治疗或辅助治疗特应性哮喘的新方法。

血栓素 A_2 是支气管哮喘的一种生理病理介质，是支气管肌肉的一种强收缩剂；经三氧治疗后可减少血栓素 A_2。已经证明三氧处理后，可产生类花生酸的释

放，包括前列腺素 E，这些物质可以使支气管扩张和平滑肌松弛，并减少支气管收缩反应，改善呼吸功能。

在大鼠被动皮肤过敏反应的研究中使用三氧处理过的小鼠血清，通过直肠注入，显示三氧处理组的过敏反应显著减少。

过敏性气道反应的发病机制，尤其是哮喘主要是由 Th1（IFNγ 产生）和 Th2（IL-4、IL-5、IL-13 产生）细胞之间的失衡所导致的。但实际情况更为复杂，因为调控 T 细胞（TRegs、诱导抑制 IL-10 和肿瘤生长因子 a-TGFa）和分泌 Th17 细胞（涉及哮喘中性粒细胞炎症）的 IL-17 也参与了疾病的致病作用。哮喘是一种异质性综合征，具有多种不同的哮喘表型，包括变应性哮喘与非变应性哮喘、嗜酸性哮喘与嗜中性哮喘。哮喘不再被认为是一种单纯的过敏原驱动、Th2 介导的嗜酸性气道疾病，它被细分为不同的临床和分子表型，具有不同程度的 Th2 炎症，这为疾病的干预提供了新的机会。同时，哮喘异质性并不支持在没有选择特定哮喘表型的情况下，在所有哮喘患者中阻断单一介质的策略。而三氧疗法的特点是细胞因子的释放和调节，这种三氧效应及抗氧化防御系统的改善，实现了三氧化还原平衡和一氧化氮调节，使三氧治疗成为哮喘治疗的一个有前景的辅助方法。

第三节　慢性阻塞性肺疾病

一、发病机制

慢性阻塞性肺疾病（chronic obstructive pulmonary disease，COPD）是最常见的肺部疾病之一。是常见的、可以预防和治疗的疾病，以持续的呼吸道症状和气流受限为特征，通常是由于明显暴露于有毒颗粒或气体引起的气道和（或）肺泡异常所导致。它的特征是进出气道的气流逐渐受限，不能完全可逆，与对颗粒或有害气体的异常炎症反应有关。分为慢性阻塞性肺疾病（以肺气肿为主）或支气管阻塞（以慢性支气管炎为主），伴有黏液产生的长期咳嗽。肺气肿在病理学表现为远端气道至细支气管末端的永久性和破坏性膨胀，伴有明显的纤维化和正常结构的丧失，肺泡内壁变弱并最终破裂，形成一个更大的空气空间，导致肺部的交换面积减少，进而减少了进入血液的氧气量。在呼气过程中，受损的肺泡不能正常工作，气体陷闭在气道内，没有空间让新鲜的富氧空气进入。

肺气肿的三个主要症状是：呼吸困难、咳嗽和咳痰。

二、三氧治疗

三氧治疗可减缓肺气肿的发展，但不能逆转损害。治疗主要是为了抑制疾病的发展，减轻症状，预防或纠正可能出现的并发症或反复加重。到目前为止，慢性阻塞性肺疾病的基本治疗仍然是使用支气管扩张剂，而基于新的病因学（炎症基础）概念，人们正在尝试一种不同的治疗方法——抗感染治疗。

在肺气肿中强调氧化应激的作用，以及在炎症发生中的作用。吸烟与慢性阻塞性肺疾病急性加重及血液中明显的氧化剂/抗氧化剂失衡有关，与氧化应激增加以及血浆抗氧化能力下降有关。最近的研究直接或间接地表明，上皮细胞和炎症细胞产生的活性氧在急性和慢性肺部炎症性疾病（如急性呼吸窘迫、哮喘和慢性阻塞性肺疾病）的发病机制中发挥重要作用。肺对这种应激的反应可能是对慢性阻塞性肺疾病的相对抵抗或易感的一个重要决定因素。

适度可控的氧化应激可诱导抗氧化酶产生防御作用，因此，氧化预处理可能有助于疾病的控制。三氧治疗在活性氧介导的疾病中的药理作用即氧化预处理机制。三氧是一种极具活性的气体，它的作用机制与产生次生产物有关，次生产物在适当的比例下具有不同的生物作用，如杀菌、调节氧化应激和免疫系统以及促进血液流动等。

肺气肿发病率较高，致残率高，每年的死亡率在增加。因此，肺气肿的预防和治疗越来越重要。

为了评估三氧治疗肺气肿的疗效，Silvia A 等进行了随机双盲临床试验。在知情同意的情况下，纳入了 50 名年龄在 18～69 岁的男性和女性患者。患者分为三组：第 1 组，20 例患者，每日基础治疗加直肠三氧治疗，剂量为 6mg（200ml 三氧浓度为 30mg/L 的 O_2-O_3 混合气体），20 次，休息 3 个月后，重复 20 次（第二周期）。第 2 组，与第 1 组相同，但使用医用氧代替三氧（20 例患者）。第 3 组，对照组由 10 例患者组成，仅维持基本治疗，并与其余组患者同步进行。研究持续 5 个月，观察患者在治疗开始和第二个治疗周期后的情况。

结果显示，在三氧治疗组中，FEV_1 和 FEV_1/FVC 的初始值和最终值之间有显著的增加，同豚鼠实验模型相一致，三氧治疗组显著减少气道内压和调节损伤肺组织髓过氧化物酶水平。只有三氧治疗组的动脉血氧分压显著增加，不同处理组的二氧化碳分压和 pH 保持不变，差异无统计学意义。在研究结束后对患者进行肺活量评估时观察到三氧治疗组是唯一显示病情好转的组，与其余组相比差异有统计学意义。

有学者指出，在慢性阻塞性肺疾病中气流阻塞存在可逆性，有时并不伴随肺活量的相关变化，患者经常在没有 FEV_1 增加大于（等于）基础值的 12%情况下出现明显的症状改善。事实上，多项研究表明气道阻力、传导率、功能残气量或残气量都可能发生变化，而肺功能参数并没有相应的改善。Silvia A 等的研究中，三氧治疗的患者呼吸功能参数均有改善，并且症状有所减轻。此外，没有观察到三氧治疗的并发症以及肺部感染的情况。

基于以上研究的结果提示：三氧治疗可以提高患者肺功能，改善氧合功能和减轻临床症状。因此，三氧疗法可以作为慢性阻塞性肺疾病患者的辅助治疗。

（李灯凯）

第8章 三氧治疗肾脏疾病

第一节 肾损伤的病理生理

肾脏是人类重要的器官，肾脏接受的血流量占心排血量的 15%～25%，其中大部分血液流向肾皮质，所以肾髓质更容易出现缺血性损害。当平均动脉压为 60～160mmHg 时，肾脏可以通过自身调节维持血流平衡。然而肾脏不具备与肝脏一样的再生能力，所以肾病患者很容易进展到终末期肾病。目前缺乏有效的治疗措施来控制肾脏疾病的进展，因此早期防治肾损伤非常重要。临床上肾损伤主要包括急性肾功能损伤、慢性肾功能损伤及终末期肾衰竭。

一、急性肾功能损伤

肾脏缺血-再灌注损伤（ischemia-reperfusion injury, IRI）是急性肾功能损伤最主要的原因。当肾脏缺血时细胞代谢发生变化，为再灌注损伤提供生化和生理基础。一方面，肾脏缺血会增加肾损伤程度，短时间缺血导致损伤是可逆的，但长时间的缺血会导致不可逆的损伤，使得肾血管收缩和肾小管功能障碍，从而影响肾单位的功能，降低肾小球滤过率（GFR）。另一方面，缺血后再灌注时会对肾单位的不同部位造成损伤。

二、慢性肾功能损伤

慢性肾衰竭（CRF）是一个世界性的健康问题，一旦开始就会不可逆转地进入最后阶段，导致患者死亡。引起 CRF 的主要原因是糖尿病肾病、高血压肾病和急慢性肾小球肾炎。目前全世界慢性肾病患者的主要治疗策略是延迟慢性肾衰竭的进展，减少透析过程及提高终末期慢性肾衰竭患者的生活质量。

慢性肾损伤常导致肾单位进行性和不可逆的破坏。慢性肾损伤的肾实质缩小，导致幸存的肾单位代偿性增生，随着病程进展最终失代偿，残留的肾小球硬化，肾小球滤过率下降。

三、三氧治疗肾损伤的机制

三氧用于医疗已经超过 100 年的时间，大量临床资料表明应用适当剂量的三氧，会产生轻微而短暂的氧化应激，从而激发内源性抗氧化机制，使宿主细胞准备好对抗活性氧介导的氧化反应。

在日常的医学实践中，肾结石、肾移植乃至肾肿瘤手术治疗等都有可能造成暂时性肾缺血，也可能造成肾脏形态学和功能上的损害。然而热缺血和冷缺血的时间才是肾脏生存能力的决定因素。发生肾缺血时，如菌血症过程中的周围血管舒张、出血时的低血容量、肾动脉栓塞时的肾血管阻塞等均会增加肾损伤发生概率。从临床和病理角度看，肾缺血-再灌注（I/R）现象在急性肾衰竭中起主导作用。因而处理急性肾功能不全的策略必须着重于减少 IRI。

在急、慢性肾衰竭中都存在过量的活性氧，越来越多的证据表明活性氧是肾小球肾炎时炎性细胞损伤肾单位的潜在介质。三氧治疗主要通过内源性抗氧化防御系统的激活而发挥保护作用。

组织损伤的程度取决于活性氧生成与组织抗氧化防御机制的平衡，抗氧化酶（SOD、CAT、GSH-Px）对肾脏氧化损伤的保护作用已被证实。这些分布在细胞或线粒体中的抗氧化酶可以与初级活性氧发生反应，如超氧阴离子（通过 SOD）和过氧化氢（通过 GSH-Px 和 CAT）。增加肾小球中抗氧化酶的含量能够减轻 ROS 对肾脏的损伤。实验表明肾损伤后抗氧化酶的抗氧化能力下降，与 SOD、CAT、GSH-Px，以及 GSH 的降低和脂质过氧化的增加有关。

（一）超氧化物歧化酶

SOD 是少数几种被肾小球滤过的抗氧化酶之一，它能够清除氧自由基，保护肾小管免受氧自由基的攻击。当肾脏受到 IRI 或出现 CRF 时，SOD 的作用延长了一氧化氮（NO）的血管平滑肌松弛作用。通过清除超氧阴离子，可以最大限度地发挥 NO 的肾脏保护作用，使血液流向受损的肾脏组织，保护其免受血管收缩和低灌注的影响。

（二）过氧化氢酶

肾脏的 IRI 一方面导致过氧化氢酶基质蛋白丢失，功能严重受损，活性显著降低；另一方面过氧化物含量增加占据酶的活性中心，CAT 不能对过量的底物（H_2O_2）做出反应，导致 CAT 失去活性。三氧可以激活 CAT，降低了过氧化氢病理性增加，在一定程度对上对肾功能有保护作用。

（三）还原型谷胱甘肽

谷胱甘肽是由谷氨酸、半胱氨酸和甘氨酸结合，含有巯基的三肽，具有抗氧化作用，主要分布于线粒体和细胞质中，也存在于细胞核中。GSH 在体内分布广泛，但高浓度的 GSH 主要存在于肾脏、红细胞、中枢神经系统、晶状体和胆汁中，肝是合成 GSH 的主要来源。GSH 和谷胱甘肽过氧化物酶（GSH-Px）的主要作用是保护内环境免受过量的 H_2O_2 的破坏，同时还通过 GSH- s -转移酶解毒，通过中和 4-羟基醛保护 DNA。此外，GSH 通过保护几种蛋白质（Ca^{2+}-ATP 酶、激素受体）的巯基维持钙稳态，防止细胞凋亡。因此 GSH 在细胞抗氧化应激中具有重要的作用。谷胱甘肽还原酶利用还原后的烟酰胺腺嘌呤二核苷酸磷酸（NADPH，辅酶作为各种生化反应的电子供体）将氧化型谷胱甘肽（GSSG）再循环至原来的 GSH 水平，氧化后的 NADP 在戊糖磷酸途径激活后被还原，葡萄糖-6-磷酸脱氢酶（G-6-PDH）是其中的关键酶。在对心脏病患者的研究中已经证明三氧显著增加了 G-6-PDH 的数量，此外三氧在促进细胞氧代谢和 ATP 生成方面起重要作用。

（四）脂质过氧化

活性氧破坏细胞膜的完整性，氧化细胞膜的磷脂双分子层，产生大量的花生四烯酸。花生四烯酸通过增加胞质内 Ca^{2+}，导致磷脂酶失活而损伤肾脏，其中磷脂酶 A_2（PLA_2）在细胞膜磷脂降解介导的细胞损伤中起着重要作用。增强抗氧化酶活性，清除活性氧在一定程度上促进了 PLA_2 的活性调节。增强抗活性氧作用后游离脂肪酸的释放量减少，表明 PLA_2 活化程度降低。

损伤肾组织中 PLA_2 活性降低，磷脂降解减少，细胞内有毒脂肪酸的浓度以及溶血磷脂、二酰基甘油和磷酸肌醇的浓度均降低。有毒脂肪酸大量增加可导致近端小管上皮细胞氧化磷酸化解耦联，从而导致 ATP 合成减少，随后大量细胞间黏附分子-1（ICAM-1）释放。

此外在损伤的肾组织中，活性氧还表现为趋化因子作用，聚集中性粒细胞和巨噬细胞，随后释放大量促炎白细胞介素。有研究指出，活性氧还可以在炎症的管状上皮细胞水平直接诱导促炎白细胞介素的产生。还有研究表明，超氧自由基参与了肿瘤坏死因子α（TNF-α）诱导的肾小球细胞凋亡。因此，可以认为三氧可以增强肾组织抗氧化酶活性，减少活性氧与促炎白细胞介素（IL-6）的含量，一定程度上可以保护肾脏免受缺血性损伤。

血液透析作为 CRF 患者最后的治疗措施，可以提高 CRF 患者的生活质量。在接受三氧治疗的 CRF 患者中，血脂过氧化水平显著降低，这对肾功能恢复有积极的影响，有报道称脂质过氧化增加与肾单位功能恶化有关。在 CRF 的患者中增强抗氧化防御系统是非常重要的一项措施，例如 SOD 是唯一能够通过肾小球膜的酶，可以通过保护近曲小管上皮细胞免受超氧阴离子剧烈增加产生的有害作用。

当治疗剂量的三氧进入人体时可产生一定数量的自由基，激活体内的抗氧化酶系统，清除体内过量的自由基，保护机体免受氧化物和自由基的伤害。另外，三氧不仅清除自由基，还可以激活红细胞磷酸戊糖途径和依赖氧化磷酸戊糖途径保护系统，为肾脏的组织细胞提供额外的能量供应。

第二节　三氧治疗

一、三氧自体血疗法

血液采集量常在 50～100ml，应限定在 200ml 以内，避免发生血流动力学紊乱，尤其是老年患者或循环失衡患者。

1. 安全的血液采集范围　1.2～1.3ml/kg。如：体重为 85kg 的患者的采血量应该为 1.2×85 = 102ml。

2. 三氧的浓度　10～40μg/ Nml，应避免使用 70～80μg/ Nml 及以上浓度，因为这种浓度增加了溶血风险，减少 2，3-DPG 及抗氧化剂生成，并且不能激活免疫细胞。

3. 抗凝血药　最好使用 ACD-A 抗凝血剂。

4. 治疗频率　治疗疗程和三氧剂量的多少取决于患者的一般状况、年龄和主要疾病。一般情况下，每 5 次治疗后增加三氧剂量 1 次，周期 15～20 次。从临床的角度来看，患者病情的改善发生在治疗的第 5～10 次，在第 12 次治疗之后，抗氧化防御机制已经被激活。

二、肾脏疾病的直肠三氧治疗

直肠三氧也是一种全身性治疗方法。气体迅速在肠道与腔内物质溶解，其中黏蛋白和其他具有抗氧化活性的分泌产物容易与三氧反应，产生活性氧和脂质过氧化产物。这些产物穿透肠壁黏膜进入循环系统到达全身。这种无风险的非侵入性技术被用于儿童、老年或自体血疗法静脉穿刺有困难的患者，疗效与自体血疗法相似。

直肠三氧使用中、低剂量对患者有益，高剂量直肠三氧只能在治疗 2 个疗程后使用，2 次之间间隔 3 个月。常规剂量的浓度为 $10 \sim 30\mu g/Nml$，体积为 $100 \sim 200ml$，浓度 $>40\mu g/Nml$ 会损害肠上皮细胞。

三、肾脏疾病的体外血液循环治疗

O_2-O_3 混合气体体外血液循环（EBOO）疗法主要在意大利、俄罗斯、乌克兰和一些拉丁美洲国家应用，用于治疗严重的外周动脉疾病、冠心病、胆固醇栓塞、严重血脂异常、弥漫性脂肪瘤病（马德龙病，Madelung）、血管源性耳聋、坏死性筋膜炎、耐抗生素的败血症、缺血性卒中、慢性心力衰竭和病毒性丙型肝炎。EBOO 是大自血疗法的改良方法，EBOO 通过较低浓度的三氧（$<1\mu g/ml$）处理较大体积的血液（4L/h）来增加大自血疗法的益处。EBOO 是将患者的血液从一个静脉通路转移到气体交换装置（GED），进行氧化和三氧化处理，再从 GED 转移到另一个静脉通路。

这种治疗方法是通过将血液从血管换至 GED 装置，同时使用盐水溶液并去掉静脉套管。值得注意的是现代医学中用于临床血液透析的透析器是由高分子聚砜、纤维素和其他非耐三氧的材料组成的。使用这类器械进行 EBOO 操作会引发血液三氧透析中产生不良物质的风险。因此血液透析患者应用 EBOO 时，需要特殊装置的血液透析仪器。三氧治疗作为一种替代方法，患者可以在家进行低剂量的 O_2-O_3 混合气体 RI 治疗，或者在血液透析时使用最小三氧剂量的方案进行治疗。血液透析是最小三氧剂量的方案，即用气体混合物代替透析液（氧气 99.5% -三氧 0.5%），在血液循环的中空纤维外的空间进行 10min 三氧化。EBOO 治疗方法所需要的特殊透析过滤器还未完全应用于临床。

无论是感染性肾炎还是自身免疫性肾小球肾炎，以及与血液透析相关的肾衰竭的终末期，都在不同程度上表现为促-抗氧化机制的不平衡。如果患者已经在接受血液透析，良好的三氧治疗方案可能改善其生活质量，并在一定程度上降低相关并发症发病率，延迟死亡。由于多种原因透析患者会出现代谢综合征，导致心血管、神经、慢性感染及糖尿病等并发症。这些症状因慢性氧化应激持续存在并可能加重。在缺乏其他有效的替代治疗方案的情况下，三氧疗法可以帮助患者达到更好的治疗效果。

（韩　明　安建雄）

第9章　三氧治疗眼科疾病

第一节　视网膜色素变性

视网膜色素变性（retinitis pigmentosa，RP）是一种原发的，由不同基因表达，以遗传性视网膜脉络膜变性为特征的疾病，主要表现为视觉细胞和视网膜色素上皮层损伤，进而蔓延整个视网膜和脉络膜毛细血管层。由于视网膜中视杆细胞损伤，患者有夜视力弱、渐进性视野和视敏度下降、视网膜电图异常或无法记录，最终导致患者部分盲或全盲。全球范围内患病率为 1/5000，是 20～60 岁人群中视力低下或致盲常见原因之一。

一、发病机制

相关发病机制现有几种假说，尚不能解释所有患者的临床症状。从基因学角度能很好地解释该病的临床变异。研究证实，视网膜色素变性引起视网膜感光细胞凋亡，大量基因突变和视网膜营养代谢障碍会影响视紫红质代谢，但这一机制尚未阐明由基因突变产生的异常视蛋白氨基酸分子与视杆细胞凋亡之间的直接联系。

二、临床表现

（一）症状

1. **夜盲**　为最早出现的症状，常始于儿童或青少年时期，且多发生在眼底有可见改变之前。开始时轻，随年龄增长逐渐加重。极少数患者早期可无夜盲主诉。

2. **视野与中心视力**　早期有环形暗点，位置与赤道部病变相符。其后环形暗点向中心和周边慢慢扩大而成管状视野。中心视力早期正常或接近正常，随病程发展，视力逐渐减退，最终完全失明。

3. **色觉**　多数患者童年时色觉正常，以后渐显异常。典型改变为蓝色盲，红绿色觉障碍较少。

（二）眼底检查

早期虽已有夜盲，眼底可完全正常。随病程进展而渐次出现眼底改变。典型的改变有：

1. 视网膜色素沉着　始于赤道部，色素呈有突起的小点，继而增多变大，呈骨细胞样，有时呈不规则的线条状，围绕赤道部成宽窄不等的环状排列。色素多位于视网膜血管附近，多见于静脉的前面，可遮盖部分血管或沿血管分布，于血管分支处更为密集。之后，色素沉着自赤道部向后极和周边逐渐扩展，最后布满整个眼底。与此同时，视网膜色素上皮层色素脱失暴露出脉络膜血管而呈豹纹状眼底。晚期脉络膜血管硬化呈黄白色条纹。玻璃体一般清晰，有时偶见少数点状或线状浑浊。

2. 视网膜血管改变　血管一致性狭窄，随病程进展而加重，尤以动脉为显著。在晚期动脉呈细线状，离开视盘一段距离后即难以辨认而似消失，但不变为白线，亦无白鞘包绕。

3. 视盘改变　早期正常，晚期趋于萎缩。色淡而略显黄色，称为"蜡样视盘"，边缘稍有模糊，偶可出现如被一层菲薄纱幕覆盖的朦胧感。

4. 荧光血管眼底造影所见　背景荧光大片无荧光区，提示脉络膜毛细血管层萎缩。视网膜血管可有闭塞，有时还可见到后极部或周边部斑驳状荧光斑。

三、治疗

（一）常规治疗

病程中由于大量感光细胞凋亡后残存的视网膜神经功能还可维持，基于此现象，近年来发明了感光细胞移植技术、视网膜下或视网膜外芯片置入、基因补救或者干细胞治疗、生长因子等多种治疗措施。还有一些药物治疗能够减缓疾病进展，包括维生素 A、赖氨酸双丙胺、生物刺激剂如芦荟或胎盘提取物、血管扩张剂及增加氧供的药物。这些药物可以增加中枢神经系统和视神经组织营养，但疗效并不满意。最新的综合治疗方法有延长视觉细胞存活、抵御退化变性进程、消除细胞应激压力，最终能改善患者视神经功能。

（二）三氧治疗

1986 年在古巴开展了三氧治疗 RP 的临床研究，研究取得了很好的效果。虽然有研究已经证实三氧治疗 RP 有效，但也有一些研究并未发现三氧治疗有任何益处。分析其原因，有些是因为缺乏对三氧及其性能的正确认识，有些是因为缺乏好的研究设计，或者样本量不够等。三氧治疗慢性疾病能够明显提高患者的生存质量，在治疗 RP 时坚持使用 6 个月后能够明显提高患者视野、视敏度。

一项随机双盲对照观察研究，纳入 68 名典型 RP 患者，患者签署知情同意书后，随机分为 2 组，每组 34 例，1 次/日，每个疗程 15 次，对照组使用纯氧直肠灌注；观察组使用 O_2-O_3 混合气体直肠灌注，三氧浓度为 40μg/ml，注气量为 100ml。治疗前两组患者年龄、性别、疾病遗传史等均无显著差异，两组治疗前的视野、视敏度，疾病进展速度等也无显著差异。治疗观察时间为一年，期间患者不再接受抗氧化维生素、血管扩张剂、磁疗和电刺激等其他治疗措施。该研究由古巴国家视网膜色素变性中心伦理委员会批准，研究主要变量是视野面积，使用 Goldmann 和 V-4e 方法测定。先测定基础值，然后每月测量 1 次，持续 1 年。为减小误差，由指定的技术人员用盲法（并不告知先前的测量结果）在同一地点使用相同仪器进行测量。同时，指导患者熟悉并配合使用两种方法以完成测量。研究人员发现，患者的视野每个月都增加超过 25%。测试视敏度所使用的是 Snellen 表，但视敏度并不是主要指标，RP 患者中视野更具临床意义。直肠三氧灌注治疗过程中，视网膜电图和视敏度没有显著变化，经过 1 个疗程 15 次的治疗，直肠三氧灌注组患者的视野显著好于对照组（图 9-1）。

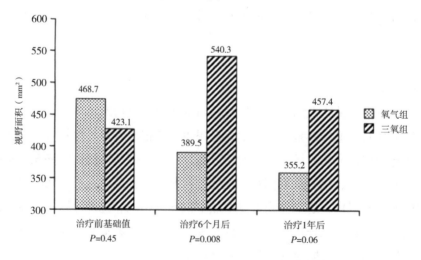

图9-1　治疗6个月与1年后视野比较

三氧治疗 6 个月后，观察组的患者视野提高较基础值增加 27.7%，对照组则降低了 24.2%（P=0.008）。在一年治疗期结束后，观察组依然较基础值有 8%的视野提高，对照组则有 24.2% 的降低，但这种差异并无统计学意义。通过一年的观察，超过 50% 的治疗患者在近 7（6.83）个月时，三氧治疗组患者的视野不再快速提高。在第 10 个月不到 20% 的患者还能有视野的显著提高，而在第 11 个月已经没有视野改善的可能性了。在对照组中，从第 2 个月开始，不到 20% 的患者有显著的视野提高，至第 8 个月时没有患者视野再有提高（图 9-2）。三氧治疗组中，第一期视野有 30.8% 提高（与基础值比较），在第 3 个月达到最佳治疗效果，视野提高了 33.6%，在第二期治疗中视野提高了 18.9%，两阶段比较差异性显著。在对照组中，两期治疗效果差异并不显著。在此研究中与对照组相比，用三氧治疗 RP 患者可有明显的视野改善。在 RP 患者中残留的视野损伤达到 16%，自然疾病进程中，21% 患者每年都会发生恶化。研究中只有 4 例（11.8%）恶化，至年底时平均视野仍可提高 8%。患者视野损伤 50% 的时间为 6.8～7.3 年，因此，提高患者的视野是很有意义的。在三氧治疗结束后 6 个月左右，会发生疗效降低，所以至少应进行一年 2 次的巩固治疗。

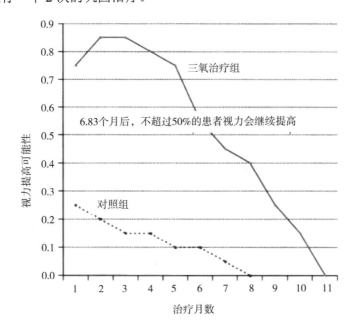

图 9-2　一年观察期间，两组患者继续提高视力的可能性

另一项随机对照双盲研究，选取了 15～60 岁共 123 名患者，签署知情同意书后进行系统的全身和眼科检查。治疗组 62 名患者，采用三氧自体血疗法，50mg/L，容量为 100ml，对照组 61 名患者。视野测量使用 Goldmann 法和 V-4e、Ⅱ-4e 法，测量结果输入计算机 VISUAL 软件里，计算后视野平均误差只有 0.3%，此结果用百分比表示，显示的是实际视野和理论最小视野的关系。输入数据与计算过程要求全盲。视敏度使用 Snellen 表测量，距离为 6m，测量在医生办公室进行，并有充分照明。测量结果在表中变化小于 2.5 行表示没有显著差异。在治疗的 6 个月期间，视敏度稳定的患者三氧组为 74.2%，对照组为 73.8%；有提高的患者三氧组为 21%，对照组为 9.8%；下降的患者三氧组为 4.8%，对照组为 16.4%，组间比较差异显著。患者治疗前视力为"数指～0.1"表示患者视力的情况。患者视力低于 0.1 时，无法用视力表进行检查，医生用数手指的方式评估；视力再差用有无光感表达 0.5～0.7，在治疗后有显著提高。接受三氧治疗一年后，只有 11% 患者视敏度会有继续提高。对照组中，21.4% 的患者会有视敏度恶化。6 个月治疗结束后，视野稳定：三氧组为 41.9%，对照组为 62.3%；视野有提高：三氧组为 46.8%，对照组为 16.4%；视野恶化：治疗组为 11.3%，对照组为 21.3%（图 9-3）。治疗 1 年后结束，只有 8.1% 的患者在三氧治疗后能保持视野稳定。第 1 个三个月治疗后，视野提高的患者会减少 2.9%，第 2 个三个月为 50%，第 3 个三个月为 38.2%，第 4 个三个月为 8.8%。

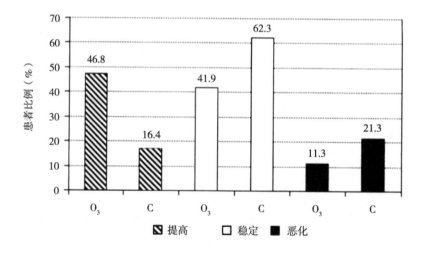

图 9-3　6 个月治疗结束后患者视野情况

O₃. 三氧组；C. 对照组

还有一项更大样本量（186 人）的研究与上述实验结果一致，按照疾病分期，采用三氧自体血疗法。与前一研究结果相似，在治疗结束后的第 6 个月，治疗组患者视野提高 46.7%。按照疾病分期看疗效，Ⅰ级患者（平均发病时间 5 年）中视野无显著变化，Ⅱ级患者（11 年）中 63.2%有提高，Ⅲ级患者（18 年）中有 61.8%，Ⅳ级患者（27 年）中有 9.8%。视敏度和视网膜电图却没有明显变化。对照组中视敏度、视野、视网膜电图均无显著变化。

一项前瞻对照研究对 RP 患者进行了为期 20 年的三氧治疗观察，在古巴的国家视网膜色素变性研究中依照 1997 年制订的知情同意书纳入 56 名成年患者，涵盖男、女及各种族，诊断为典型 RP。三氧治疗浓度为 40mg/L，20 次为 1 个疗程。参照之前的研究结果，6 个月后疗效开始变得不明显。20 年间患者每 6 个月重复 1 个疗程。在治疗间期，患者会接受抗氧化维生素治疗。对照组为 16 名患者，接受其他药物治疗：抗氧化维生素、电极刺激、扩血管药物并维持 20 年。在三氧治疗组按照疾病分级标准，将患者分组（每级 10 个患者）。Ⅰ级视敏度 0.6~1.0，并无中心暗点；Ⅱ级视敏度 0.3~0.5，视野环周围暗点；Ⅲ级视敏度 0.05~0.2，视野 5°~10°，并有初期白内障、营养不良性黄斑或青光眼；Ⅳ级患者视敏度小于 0.05，视野不足 5°。以患者最好的一侧眼为准，Ⅰ~Ⅱ级为疾病初期，Ⅲ~Ⅳ级为疾病晚期。视野使用 Goldmann 法测量，单位用 mm^2 表示，视敏度用 Snellen 表测量，如视野每年有两次增加超过 25%，认为有显著提高，视敏度大于 2 行有显著提高。氧化还原指数（氧化应激诊断）是通过测定生物参数：还原型谷胱甘肽、谷胱甘肽过氧化物酶、过氧化氢酶、SOD、硫巴比妥酸反应物、共轭二烯、氢过氧化物总量，使用软件计算出结果。该软件可以评估促氧化物和抗氧化物的总量。氧化指数可以评价氧化行为，分为 0~4 级，0-无氧化，1-轻度，2-中度，3-重度，4-极重度。在三氧 2 年（4 个疗程）治疗期间，每个疗程开始前和结束时测量氧化还原指数，治疗前和治疗 24h 后、禁食 12h 后清晨采血，以分光光度法分析血样。虽然部分患者病情仍然遵循疾病的自然进程，治疗也根据其恶化程度相应调整变量，总体变量分析后仍可以看到有显著性提高。

从图 9-4 所示结果可以看到初期（Ⅰ级和Ⅱ级）患者疗效较晚期（Ⅱ级和Ⅳ级）患者好，而且效果持久，一直延续到治疗后的 4 个月时间，此时是开始三氧重复治疗的最佳时间，尤其对于晚期患者来说。接受治疗的 20 年间早期患者视敏度平均提高 45%，晚期患者视敏度可提高 10%，差异有显著性。而早期患者视野 70%提高，晚期患者 14%提高，同样有显著差异。对照组中，早期患者较晚期患者视野有提高，但差异不显著。

在治疗的第 10 年，70%患者视野有改善，30%维持原状；视敏度 19%有提高，68%维持现状，13%会恶化，出现黄斑改变，新发青光眼、白内障，具有典型的疾病进展期特征。治疗 20 年后 42%患者视野有改善，39%维持原状，19%会恶化（自然进展）；视敏度 27%有提高，47%维持现状，26%会自然进展。视野对照组较治疗组有明显降低，通过 20 年的治疗曲线观察，对照组和治疗组曲线见图 9-5，三氧治疗组视野面积下降 9.8%，对照组视野面积下降 24.5%，提示三氧治疗组患者的生存质量更高。

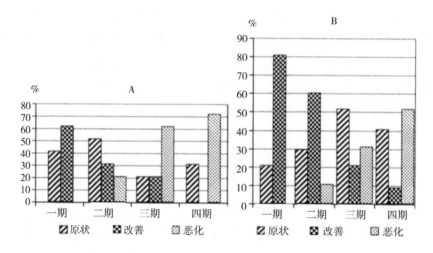

图 9-4　三氧治疗 20 年后，不同分期视敏度（A）和视野（B）情况

恶化是疾病自然进程，不是三氧治疗损伤

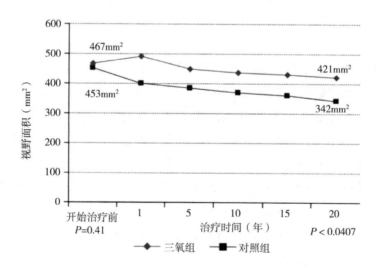

图 9-5　视网膜色素变性患者长期三氧治疗后视野变化情况

图 9-6 显示，在最后 4 次治疗过程中氧化还原指数呈现平衡状态，在第 2 次

和第 4 次疗程初始时呈现轻度氧化应激，即使抗氧化维生素也不能阻断。这种反应在下次开始三氧治疗后很快消失，这也是为什么强调至少 6 个月重复一次三氧治疗。

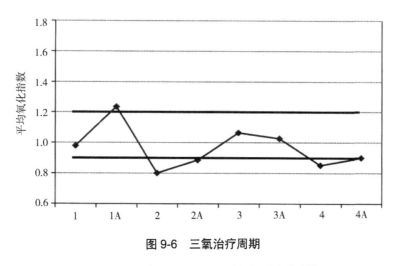

图 9-6 三氧治疗周期

A-每个疗程后的评价黑线间的区域代表没有氧化应激

研究显示，患者视野达到半数的年限为 6.8～7.3 年。尽管有研究者认为三氧治疗毫无益处，但是能够帮助这些患者提高视野即使只有一点点，也是非常有意义的。三氧作为一种无创手段真实有效，掌握好剂量和使用方法非常重要，已有超过 2 万名患者接受多次三氧治疗无不良后果，不良反应发生率<1/10 万。经过 20 年的对比治疗、观察研究发现，三氧可以保护视网膜神经节细胞，提高患者视力，使感光细胞重新调整代谢路径，消除氧化应激，提高视觉能力。

第二节 青光眼

青光眼是一种起病隐袭，进展缓慢的视神经病变，常伴有慢性眼内压升高。一般发病年龄在 40 岁左右，对健康成年人的身心健康造成严重影响，是视力减弱及致盲的主要原因之一。

一、病理变化

青光眼主要表现为视神经退化，视网膜神经节细胞轴突损伤（视神经由约 150 万个视网膜神经节细胞轴突组成）。在实验模型中，小眼球相应轴突减少。轴突消失后视网膜神经节细胞凋亡，凋亡是个复杂的过程。视神经退化的速度受多种因素影响，包括治疗的有效性。首先，视盘表面颞上部和颞下部轴突损伤会出现典型的弧形盲点。随着神经纤维的破坏视盘边缘萎缩，发生压力性内陷。患者眼内压升高，眼内循环障碍，视网膜和视神经营养不良，继而破坏神经功能。

二、临床表现

根据房角开放度可将青光眼分为开角型和闭角型；根据发病原因可分为原发性和继发性青光眼。急性闭角型青光眼由于眼压急剧升高，患者可有眼部发红伴有疼痛。另有 60%～70%前房角开放并未阻塞，开角型青光眼病因尚不明确。与闭角型青光眼相比起病隐袭，患者没有眼痛，中心视野和小凹锐度直到疾病晚期才发生改变，因此，等到医生或患者发现时已是疾病晚期，出现严重的不可逆损伤。

原发开角型青光眼的主要危险是眼内压升高（尽管有 50%患者眼内压小于20mmHg）、高龄（任何年龄段均可发病，主要为超过 60 岁的人群）、家族史、黑色人种（发病早，症状重）、糖尿病、高血压、近视、使用皮质激素类药物等。年龄是青光眼的主要危险因素，随着年龄的增长，患病概率增加。视网膜和视神经是中枢神经系统的一部分，缺乏外周神经所具有的自我修复能力。眼压升高，视网膜神经节细胞结构和功能性老化，最终累及视网膜动静脉、神经胶质细胞、视网膜。代谢需求增加而供给减少，使视网膜神经节细胞更加容易受损。

三、治疗

（一）常规治疗

有些治疗方法用于开角型青光眼，如生物刺激剂、血管保护剂、维生素、扩血管药等与局部降眼压药合用，以改善房水动力学或减少眼内氧化过程，提高视功能。然而，这些医疗花费巨大，需终身治疗，疗效有限，长期治疗效果不佳。Conde 报道，在疾病初期开始治疗，患者视敏度从37%提高至52%，视野由38%升至 65%。当药物和激光治疗不能很好地降低眼内压时患者往往会选择手术治疗。常规术式为小梁切除术，适用于开角型和闭角型青光眼。

（二）三氧治疗

古巴自 1987 年开始，用三氧直肠给药治疗原发开角型青光眼，20 世纪 90 年代加入了磁疗用于患者康复治疗。三氧治疗不仅对细胞膜通透性、细胞增殖、血流动力学特性、肾上腺素能神经系统均有益，还具有扩血管效应、降低细胞表面张力、降低眼内压、减少视网膜皮质时间。

有研究用三氧和磁疗结合治疗原发开角型青光眼，共纳入 200 名患者（394 只眼），处于青光眼发展中的各个时期，随机分为 3 组（比例为 2∶1∶1）。第 1 组：每天直肠灌注三氧 50μg/ml，200ml（15 次为 1 个疗程）。第 2 组：磁疗，患者每天在前额和枕部进行磁刺激，270Gauss，50Hz，间断治疗 10min（15 次为 1 个疗程）。第 3 组：同时进行三氧治疗和磁疗。治疗前后，记录视敏度、视野、视觉诱发电位、眼内压。Snellen 表超过两行表示视敏度有提高，没有改变表示视敏度无进展，下降一行或者更多表示视敏度恶化。视觉诱发电位降低 4ms 表示有意义。

实验结果显示，69%～72%患者视敏度有提高，59%～76%患者视野有提高。在第 1 组和第 3 组中表现出明显优势。按照疾病分期看，1、2 期患者三氧治疗效果较 3、4 期好，3、4 期患者组间比较差异不显著：视野 50%视敏度 40%提高。在眼内压轻度升高（21～26mmHg）患者中，有超过 50%患者能够降至正常范围；严重升高（超过 26mmHg）的患者中，有超过 70%患者能够降至正常范围；组间差异不显著，眼内压降低是由于房水外流增加，与局部有无降压治疗关系不密切。视网膜皮质时间在三组中均减少，是治疗的最大收益（37%患者 P100 波延迟降低）。

另一项研究纳入 200 名患者，均为 1～2 级青光眼患者。随机分为两组：治疗第 1 组，三氧 50μg/ml，200ml 直肠灌注；治疗第 2 组，三氧复合磁疗，123 Gauss，50Hz，间断治疗 10min（15 次/疗程）。在开始和结束治疗时眼科检查包括中心视力、测眼压、生物显微镜检查、前房角镜检查、裂隙灯、眼底镜。随着治疗的进行，两组疗效都有好结果。与前一研究结果不同，第 2 组视敏度、视野、眼内压治疗达到 85%、100%、67%，第 1 组是 61%、77%、60%。同时研究了眼流体动力学，根据 P_0（实际压力）、C（房水流出道）、F（房水形成速度），算出 P_0/C 及 Becher 指数。三氧组和复合治疗组内分成两组：一组有局部药物治疗（缩瞳剂或 β 受体阻断剂）；另一组没有局部用药。房水动力学显示，两组 C、F 增加明显，Becher 指数下降，与局部降压药联合使用，复合治疗效果更好，房水形成速度增加。房水流速增加不仅得益于有效治疗作用于毛细血管，改善纤溶过程，使血浆更好地渗入基层，还有各种酶系统作用，如结合在细胞膜上的钠钾泵是房水形成的机制之一，钠离子被动转移增加使房水向房室流动加快。患者没有使用局部药物房水动力学也得到了改善。因此，在疾病的潜伏期早期诊断、早期康复治疗很重要，可以延缓青光眼发生，提高患者生活质量。

在古巴，能够坚持三氧治疗 15 年以上的开角型青光眼患者，100%能维持稳定，病程无进展；治疗不到 15 年，但能坚持半年重复一次疗程的青光眼患者 90%以上能够维持现状。

不断有研究证实，活性氧在原发开角型青光眼发病过程中有重要作用。青光眼患者与正常人相比，氧化 DNA 损伤明显增加，这种损伤主要累及小梁网上皮细胞（负责调节房水回流）。活性氧致病机制包括：①过氧化氢诱导小梁网功能退化，房水回流障碍；②小梁网呈现强烈的抗氧化能力，主要与超氧化物歧化酶、过氧化氢酶、谷胱甘肽路径改变相关；③眼内压增加和视野缺失的严重程度，受 DNA 氧化损伤数量、受累的小梁网、NO 和内皮素之间平衡稳态改变等因素的影响，最终结果与视网膜神经节细胞死亡数量相平行。青光眼患者常发生血管改变，这种血管改变有助于产生氧化损伤。氧化应激不只发生在小梁网，也会发生在视网膜细胞，与神经细胞死亡相关，影响原发开角型青光眼患者视神经。临床上并未测量氧化参数，有文献证实三氧治疗能够激活抗氧化防御系统，控制氧化应激。研究强调，在实验鼠模型的虹膜纤毛体、视网膜和视神经中可检测到可诱导的一氧化氮合酶。

（三）三氧治疗的机制

眼内压增高、视神经低灌注（缺血理论）、眼血流动力学改变是视网膜神经节细胞（rentinal ganglion cell，RGC）及其轴突损伤的主要原因。小梁网和颌骨小梁结构损伤导致视神经缺血、催产素和谷氨酸盐堆积、激活程序性细胞死亡（programmed cell death，PCD）或凋亡。因此，保护视网膜神经节细胞尤为重要。

应用三氧阻止视网膜神经节细胞死亡的机制有以下方面。

1. 增加环磷酸腺苷水平　三氧通过作用于 A1-腺苷受体，在肝细胞缺血再灌注损伤时起保护作用。腺苷水平升高，NO 激发细胞氧化平衡、激活线粒体功能、维持谷胱甘肽水平、核转录因子（nuclear transcription factor，NF-κB）、热休克蛋白（heat shock protein，HSP-70）的调节。腺苷是体内血管稳态的重要组成部分，可调节血管平滑肌张力，通过环磷酸腺苷介导的级联反应产生血管平滑肌舒张。

2. 通过提高抗氧化能力以获得氧化平衡　三氧可诱导氧化应激适应性调节或创造氧化预处理，在适当剂量下轻度短暂的氧化应激可刺激内生的抗氧化机制，使主体准备好应对由活性氧引发的病理生理改变，这种效应已被多篇论文证实。另外，氧化应激的再调节有助于控制眼内压。根据氧化还原指数水平可知三氧可以使氧化状态稳定。

3. 利用一氧化氮合酶抑制剂阻断过氧化硝基合成　三氧可以降低过氧亚硝基（$OONO^-$）水平，通过激活 SOD，可清除超氧阴离子 O_2^-，阻断以下反应：

$$O_2^- + NO \rightarrow OONO^-$$

过氧化硝基在各种病理生理过程中有重要作用。一氧化氮是唯一病理情况下产生的，可以克服内生 SOD 超氧化反应的生物分子。特异的一氧化氮合酶抑制剂可以产生脂质过氧化和组织损伤，使用时需要小心。然而，释放一氧化氮可激活一氧化氮合酶并降低肝损伤，因此一氧化氮产物有益于肝细胞缺血再灌注损伤。同时，过量的一氧化氮增高、SOD 降低使 $OONO^-$ 合成增加，在肝损伤模型中三氧激活基因使一氧化氮合酶表达增强，继而促进一氧化氮适度合成，以保护肝发生缺血再灌注损伤。三氧对一氧化氮合成起到正向作用。抗氧化作用可减少脂质过氧化，保护细胞膜完整。

4. 减少凋亡　慢性缺氧是凋亡的原因之一，三氧可以改善慢性缺氧。在顺铂引起的肾毒性模型中应用三氧可以减少肌酐生成，减少肾坏死，减少促凋亡蛋白（Bax）的表达。Bax 是 Bcl-2 类似蛋白，可阻止 Bcl-2 和 BclXL 的保护作用，使细胞易于死亡。Bcl-2 或 BclXL 与 Bax 的表达率决定了细胞的命运。三氧通过调节 Bax 表达可保护顺铂诱导的肾损伤模型。

第三节　年龄相关的黄斑变性

黄斑变性（AMD）是 50 岁以上人群发生的无痛感，双边或中心黄斑视野缺损的主要致病原因。该病主要症状是脸盲，患者外周视力健存，还能正常生活。随着年龄增长，发病率逐渐增加，50～60 岁为 1.6%，超过 65 岁为 20%～30%。

病因和影响疾病发生发展因素尚不十分明确，可能是多因素的。相关的危险因素包括超过 55 岁、遗传倾向、吸烟、日照、蓝色巩膜、高血压、心血管疾病、营养因素（缺锌、抗氧化消耗过度）、高血脂、肥胖、氧化应激等。

一、发病机制

随着年龄增长，AMD 患者视网膜色素上皮细胞层（RPE）细胞功能失调，渐渐不能为视杆细胞和视锥细胞提供更充足的营养，也不能清除其所产生的废物和副产物。AMD 患者 RPE 细胞功能失常的确切原因尚不清楚。

二、临床表现

黄斑改变最常见的症状是视敏度下降（中心视力丧失、色觉丧失、视觉模糊），视物变形，中央副中央暗点出现。临床自然进程迅速，最终视敏度＜20/200。临床上主要有 2 种类型。

1. 非渗出型（干型） 最常见（80%～95%）。初始有细胞外沉积，RPE 下玻璃体疣。RPE 局部分离且退化，影响感光细胞功能时可有视力缺损。视力损伤缓慢渐进发生，5%～10%严重，取决于硬化萎缩的面积和位置。目前尚无法阻止疾病进展或进行有效的治疗。

2. 渗出型（湿型） 5%～20%的患者视力预后差，70%～80%的患者视力障碍，病变发生在脉络膜血管，新生的脉络膜血管持续生长，直至 RPE 下的 Bruch 膜。血管渗出使视网膜与色素上皮剥离，造成视物不清。视网膜血管异常激增是由血管内皮生长因子（VEGF）刺激产生。这些新生血管脆弱，导致黄斑下血液和蛋白质漏出。出血、渗漏、瘢痕最终导致感光细胞不可逆性损伤，不及时处理会有快速视力下降。治疗目的是减少新生血管如激光凝固、光动力学治疗、视网膜下手术、抗血管生成物、抗 VEGF 药物，虽然疗效有限，但可减缓视力恶化。

三、三氧治疗

Bocci 教授开展了一项前瞻性随机对照研究，纳入 50 名非住院干型 AMD 患者，对照组 30 名，所有患者签署知情同意书。检查：视敏度（ETDRS 表）、眼科检查、光度测定法试验、暗点追踪、眼内压。每个疗程开始治疗前、治疗结束后、每 3 个月，各检查 1 次，直至 1 年。治疗组三氧自体血疗法，2 次/日，12～13 次为 1 个疗程，加入抗凝剂（枸橼酸、磷酸葡萄糖），容量 250ml。逐渐增加三氧浓度至 40～70mg/L（每次增加 5mg/L，直至第 7 次增加至 70mg/L，在 70mg/L 治疗至最后）。对照组以同样方法使用氧气。实验者并不知每位患者的最初测试结果。结果显示，三氧组较对照组视敏度有明显提高，视野治疗组 54%、对照组 18%，视觉质量测试治疗组 60%、对照组 23%；视敏度和视功能在三氧治疗后的 3 个月保持稳定；在接下来的 6 个月稍有降低，直至年底；41.6%

患者退回到治疗前状态，8.3%患者有恶化，治疗期间及治疗后未见明显副作用。患者反馈不仅视力提高，而且一般状态良好，体力增加，头脑灵活，有更好的生活质量。

抗氧化防御系统提高、NO 和免疫系统调谐都是三氧的治疗效果，不同临床前期和临床期案例已证实，三氧治疗积极有效，在治疗所有的慢性疾病时应每 6 个月进行重复治疗以维持疗效。

第四节　糖尿病视网膜病变

糖尿病患者常有眼部并发症，如角膜异常、青光眼、虹膜神经血管病变、白内障及神经病变。其中最常见、最易致盲的并发症是糖尿病视网膜病变（diabetic retinopathy，DR）。DR 常在患者诊断为糖尿病数年后发生，是 25～74 岁人群致盲的主要原因。全世界每年有 8000 只眼致盲，其中糖尿病致盲达 12%。近期调查显示，在美国 40 岁以上的糖尿病患者 28.5%患有视网膜病变，流行病学调查提示这种并发症与动脉血压升高相关。随着病程延长或患者年龄增长，DR 及其并发症风险逐年增加，包括黄斑水肿、视网膜增生性病变。致盲风险可以通过控制血糖、定期做眼科检查、及时调整治疗方案等，定期观察糖尿病患者眼底变化十分必要。

一、发病机制

初始阶段或称为非增生阶段（分轻度、中度、重度），主要特征是血流动力学改变，组织氧供减少（局部缺血），血管通透性增加（微动脉瘤、出血、水肿），毛细血管阻塞（微梗死）。DR 病理生理机制包括视网膜周细胞缺失、血管通透性增加、血流改变，这些都会引发视网膜缺血。

由于视网膜缺血缺氧，新生血管形成成为增殖型糖尿病视网膜病变的特征。这些新生的血管可以出现在视神经内、黄斑或两者都有，易破裂引起玻璃体出血、纤维化，最终导致视网膜分离。

糖尿病引起视网膜病变的确切机制尚不明确，有几种假设能够解释其典型进程和病史。糖尿病患者常发生各种血液异常，如红细胞聚集增加、红细胞变形能力下降、血小板聚集增加并容易黏附导致血流缓慢，内皮细胞损伤和中央凹毛细血管阻塞。这些病变导致视网膜缺血，加快 DR 进展。

二、临床表现

根据患者眼底镜检查结果，DR 病程可分为 6 个时期，不同时期患者临床症状轻重不一。

1. 一期　眼底出现一些微血管瘤或者是点状的、片状的小出血点，出血点较少。患者临床症状不明显。

2. 二期　有黄白色硬性渗出，出血点可见。患者症状轻微，有时可感到轻微眼部不适，或在视野中突然出现黑影、蜘蛛网、飞蚊等现象。

3. 三期　造影出现无灌注区，甚至白色的软性渗出。患者开始出现轻微视力下降或视野异常。

4. 四期　增殖性糖尿病视网膜病变，出现新血管或者新血管网，可伴有玻璃体腔的积血。患者可有明显的视力下降。

5. 五期　视网膜表面出现灰白色增殖性条索。患者视力视野明显受损。

6. 六期　增殖条索会对视网膜造成牵拉，引起视网膜脱离。患者视力严重受损，甚至失明。若患者病情进一步发展，可成为新生血管性青光眼，造成剧烈眼部疼痛。

三、三氧治疗

研究证实，三氧治疗非增殖型糖尿病视网膜病变（non-proliferative diabetic retinopathy，NPDR），可维持患者的视功能健康。研究包括成年男、女性患者，诊断为轻微的 NPDR，生化指标（肌酐、血糖、胆固醇）正常。患者接受三氧直肠灌注（35～40mg/L，容量 200ml），周一至周五每天 1 次，1 个疗程 15 次。每 6 个月重复 1 个疗程，直至 2 年（共 4 个疗程）。在每个疗程开始前和结束时，测量所有患者视敏度，眼底损伤程度。结果改善的标准是：视敏度（Snellen 表≥2 行），眼底检查视网膜损伤减轻。糖尿病血糖控制不佳者会被剔除实验观察。将 25 名患者（10～12 年病史）纳入研究，其中 5 人使用胰岛素和口服降糖药，15 人只口服降糖药。有患者还伴有高血压、哮喘、脑血管疾病、外周血管病。结果表明，经过三氧治疗的患者视敏度明显提高，在第 4 疗程结束后有 19 名患者视敏度达到 0.8～1.0（图 9-7）。

患者最初的眼底检查有微梗死、出血和微动脉瘤形成。在第 4 疗程治疗结束后，非胰岛素依赖糖尿病患者眼底损伤减轻很多，没有发现明显的副作用（图 9-8）。

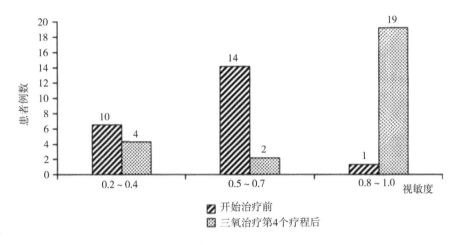

图 9-7　开始治疗前和第 4 个疗程结束后，根据视敏度，患者人数分布情况

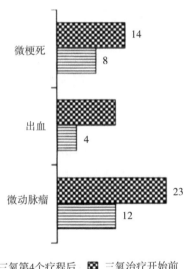

图 9-8　治疗前和治疗结束后，患者眼底损伤情况

　　视敏度提高的患者有 18 人（72%），6 人（24%）无改善并维持原状，1 人（4%）初始视敏度 0.8～1.0，保持原视力。三氧治疗轻度 NPDR 患者效果满意，视力恢复好，患者生活质量有所提高。

　　另一项研究显示，三氧作为光凝治疗的补充疗法用于治疗弥漫性糖尿病性黄斑水肿（DDME）。糖尿病性黄斑水肿（DME）是糖尿病患者视力损害的主要原因，如果不能彻底治疗，>50% 的患者 2 年内视敏度下降超过 2 行。

由 DME 引起的视力损害标准治疗方法是焦点和（或）网格激光光凝。然而，激光治疗只能维持视力。黄斑激光治疗目标是减慢疾病进展，明显的视力提高并不容易。光凝治疗能减少视力损害 50%，治疗开始后 3 年，从 24%降至 12%。光凝治疗的益处还未知，其治疗疾病的可能机制之一，如增加视网膜液体重吸收入血。

有研究纳入 30 名 DDME 患者，随机平均分为两组：激光+三氧治疗组，激光治疗组。直肠灌注三氧，40mg/L，容量 200ml，1 次/日，20 次为 1 个疗程。治疗开始前和治疗结束后，测量矫正视敏度（Snellen 表≥2 行）、视网膜厚度，行光学相关断层扫描（OCT）。OCT 检查无创、有价值，可早期发现糖尿病黄斑异常，定量视网膜厚度。联合治疗组疗效更好、视敏度提高，黄斑水肿和中心小凹厚度，需要增加治疗的患者均有改善。联合治疗组在治疗结束时视网膜厚度明显变薄。

光凝使用传统连续激光系统通过诱导 RPE 热能传播以破坏视网膜神经。激光导致视网膜破坏的主要特征是 RPE 萎缩，伴随感觉神经严重损害。在治疗前视网膜血管渗漏导致黄斑液体聚集、黄斑功能降低、视力减损，在治疗结束后视网膜厚度明显下降、黄斑层次结构明显改善。联合治疗对 DME 有重要作用，为新治疗策略提供了可靠依据。为早期安全干预、减少疾病风险及减缓疾病进展速度、减轻炎症、提高 RPE 健康提供参考。

理想的代谢控制、血压控制是最重要的指标，可以预防晚期视网膜、玻璃体、眼内压、晶状体的损害。应强制筛查糖尿病患者有无 DR 和 DME，以便及时进行个体化治疗。

（刘丽英）

第10章　三氧治疗神经系统疾病

神经系统疾病复杂、病种较多，疾病的发病机制及病理生理相差很大。理论上三氧可以改善神经组织缺血、缺氧状态，对脑血管病及脑血管病后恢复期有效。临床实践也表明三氧自体血可以促进急性脑梗死患者肢体运动功能恢复。同时，三氧可以调控氧化应激反应、保护线粒体、抑制细胞凋亡。

第一节　脑梗死

脑梗死是由于脑血管发生闭塞，引起脑细胞缺氧、水肿、坏死等一系列病理生理改变。研究表明，在脑缺血过程中血流量减少可导致氧供减少和缺血再灌注，进而引起一系列代谢紊乱，如葡萄糖代谢减少和炎症改变，出现组织酸中毒和自由基增加。三氧能迅速为病变组织提供氧气，改善脑组织缺血缺氧，减轻脑水肿，清除自由基和减少炎症改变，三氧自体血疗法还可增加脑灌注和脑代谢，这些都可能是三氧自体血疗法治疗脑梗死的机制。

一、动物实验

1. **研究方法**　将54只250～280g的SD雄性大鼠随机分为三组：假手术组、缺血对照组和缺血治疗组。首先建立大鼠脑缺血模型，缺血治疗组从大鼠尾静脉中抽取2ml尾静脉血，以1∶1的比例与三氧浓度为47μg/ml的O_2-O_3混合气体混合5～10min后从尾静脉重新注入，每12h 1次，共6次。

2. **研究结论**　三氧自体血疗法治疗可以改善大脑中动脉闭塞引起的脑缺血大鼠的神经功能评分。三氧自体血疗法通过调节凋亡相关蛋白 Bcl-2/Bax 的表达来抑制大鼠缺血性脑细胞凋亡，同时三氧对凋亡的抑制作用还与皮质细胞的caspase-2 表达有关。另外，三氧通过调节 SOD 的水平来减少自由基的损伤，并对线粒体功能和代谢产生保护作用。

二、临床研究

三氧自体血疗法治疗脑梗死参数：三氧浓度为 47μg/ml 的 O_2-O_3 混合气体 100ml 与等体积血液混合后回输体内，10～12d 为 1 个疗程。

三氧自体血疗法可通过改善缺血、缺氧促进急性脑梗死患者神经功能的恢复，具有很高的安全性。三氧自体血治疗组与对照组相比，患者上肢运动功能恢复更明显，三氧治疗组由美国国立卫生研究院卒中量表（NIHSS）评分、改良 Rankin 量表评分均显著降低，脑磁共振扩散张量成像的分数各向异性值显著降低、脑代谢增加、脑功能得到改善，未发现明显的不良反应。Gwassere 也明确提到了三氧自体血疗法治疗急性脑梗死参数：三氧浓度为 60μg/ml 的 O_2-O_3 混合气体共 50ml 与等体积血液混合后回输体内，6～10d 为 1 个疗程。

1. 三氧自体血疗法促进脑梗死恢复的可能机制

（1）三氧治疗可以维持红细胞膜的完整性，改善红细胞的代谢，激活磷酸戊糖途径，增加红细胞中 2，3-二磷酸甘油酸的含量，因此增加了氧气的供应。 三氧治疗可以维持缺血和缺氧条件下三磷酸腺苷的含量和能量代谢，并减少细胞凋亡。为缺血组织提供足够的能量，并且通过重建细胞的氧化还原平衡来减少对生物大分子的损害。

（2）三氧治疗可降低丙二醛和蛋白质羰基含量，并促进大鼠骨骼肌中的超氧化物歧化酶和谷胱甘肽过氧化物酶活性，这表明三氧疗法在防止缺血/再灌注损伤方面具有重要的临床意义。增加缺血部位的组织供氧，促进超氧化物歧化酶对自由基的清除作用，从而减轻脑细胞的氧化损伤。

（3）三氧与血液接触后可直接作用于红细胞表面的电离子，改变其排列方式，使红细胞的弹性、变形力、携氧能力提升，易于通过毛细血管壁，增加缺血组织供氧，并在红细胞膜上很快发生过氧化反应，使红细胞的沉降率逐渐降低，最终使血液黏度降低，促进血液循环。三氧能够调节血小板在血液中的聚集方式，并在血栓形成处生成过氧化氢，改变血栓的发展过程，抑制血栓形成。

（4）改善局部血管的缺氧状态，促进内皮功能的恢复，消除血管痉挛，使局部血流增加，有效改善了脑微循环，起到治疗脑梗死的作用。三氧治疗可以减小缺血半暗带，有挽救神经细胞的作用。其他文献也有报道三氧自体血疗法可以改善脑梗死后轻度认知功能障碍及重塑急性脑梗死患者脑功能。

2. 三氧自体血疗法治疗脑梗死的临床研究结果表明，三氧可以通过改善脑组织缺血缺氧、减轻脑水肿、清除自由基和减轻炎症反应等途径治疗脑梗死。目前三氧自体血治疗脑梗死临床研究存在以下缺陷：

（1）三氧治疗脑梗死的临床研究均为单中心且研究病例数较少，只能初步判定三氧治疗脑梗死可能有效，缺乏大型多中心的临床试验研究予以佐证。

（2）缺乏全面的指标分析。脑梗死后血小板、血脂、血液流变学、同型半胱氨酸等指标会发生变化，这些指标与三氧治疗脑梗死的机制密切相关。因此，在三氧治疗脑梗死临床研究中应该同时观察这些血液指标的变化，以进一步验证三氧治疗脑梗死的机制。

第二节　阿尔茨海默病

阿尔茨海默病（AD）是老年人常见的神经系统变性疾病，其病理特征为脑内老年斑沉积、神经纤维缠结、海马锥体细胞颗粒空泡变性及神经元缺失。AD 病因迄今不明，研究发现其发病与脑内 β 淀粉样蛋白异常沉积有关。

一、动物实验

β 淀粉样蛋白（Aβ）是 β 淀粉样前体蛋白 （APP）的代谢产物。APP 是由 695～770 个氨基酸残基组成的跨膜蛋白质，在体内各种组织中广泛存在，而在脑组织的表达最高。在生理条件下多数 APP 由α-分泌酶裂解成可溶性的 APP 肽，进一步被 γ-分泌酶裂解产生 P3，极少部分 APP 在胞质溶酶体中经 β-分泌酶和 γ-分泌酶作用裂解为 Aβ。APP 分解为 Aβ 肽的过程分两步：首先，β-分泌酶在 Aβ 的 N 端裂解 APP，产生可溶的分泌性的 APP 衍生物，进一步由 γ-分泌酶裂解为 Aβ；在某些病理条件下，APP 主要经 β-分泌酶和 γ-分泌酶顺序剪切产生过多的 Aβ，导致 AD。

三氧腹腔注射可以改善转基因小鼠空间学习记忆、工作记忆和焦虑情绪，并且可以清除小鼠海马中的 APP，改善转基因 AD 小鼠的记忆功能。研究中三氧清除 APP 的机制是干扰 APP 的加工过程导致 Aβ 生成减少。三氧不仅可以通过抗氧化、清除自由基等机制减少神经系统炎症而治疗 AD，还可通过清除 APP 的途径治疗 AD。

二、临床观察

安建雄教授领导的团队使用三氧自体血治疗 AD 患者 1 例取得一定疗效。患者，女，73 岁，患 AD 已有半年，主要临床表现为近期记忆力受损，对刚发生的事、刚说过的话不能回忆，未予口服药物治疗。

患者的三氧治疗参数：三氧浓度为 $30\mu g/ml$ 的 O_2-O_3 混合气体 100ml 与等体积的血液混合后回输体内，1 次/日，每个疗程 10 次，共 2 个疗程。

与三氧自体血治疗前比较，2 个疗程结束后应用简易智力状态检查量表（MMSE）未发现明显变化，但是脑状态检查发现患者的注意力指数较治疗前提高（指数越高，注意力越集中、越专注），并且血浆胆碱酯酶明显下降。治疗结束后没有继续使用三氧自体血治疗，随访发现脑状态指数出现下降，但是治疗结束后 3 个月再次随访，患者注意力指数恢复到治疗前水平。提示三氧自体血疗法短期内可以降低胆碱酯酶活性并且改善注意力，但是短期治疗不能逆转 AD 的进展，需要更多的数据及长时间的临床观察。

胆碱能学说一直是 AD 发病的重要学说之一，目前 FDA 批准上市的治疗 AD 的药物仅有胆碱酯酶抑制剂，三氧自体血治疗可以降低血浆中的胆碱酯酶，达到与胆碱酯酶抑制剂类似的药理作用。胆碱酯酶可以加速乙酰胆碱降解和促进 Aβ 聚集而加重 AD 的病情，三氧可以通过加速肝脏代谢降低胆碱酯酶含量，这可能是三氧自体血治疗 AD 的机制之一。但是病理学研究发现，AD 患者胆碱酯酶活性下降，而并非胆碱酯酶含量降低，因此需要进一步深入研究才能判断三氧自体血治疗 AD 的有效性。

第三节　多发性硬化

一、机制

多发性硬化是以中枢神经系统白质炎性脱髓鞘为主要病理特点的自身免疫疾病。多发性硬化的确切病因及发病机制迄今不明，可能与病毒感染、自身免疫反应或遗传等多种因素有关。本病多在成年早期发病，女性多于男性，大多数患者表现为反复发作的神经功能障碍，多次缓解后再复发，常累及脑室周围白质、脊髓、脑干和小脑。近红外光谱技术（NIRS）是非侵入性技术，可以潜在地实时测量血管和代谢脑组织的特征。通过使用近红外光谱可以监控脑组织血红蛋白（O_2Hb）和还原血红蛋白（HHb）浓度的变化，从而提供与血管和血流有关的信息。NIRS 还可以测量细胞色素 c-氧化酶（CYT-c）的变化，其浓度与细胞线粒体活性水平有关。

二、三氧治疗

三氧自体血回输治疗参数：三氧浓度为 $40\mu g/ml$ 的 O_2-O_3 混合气体 180ml 和 240ml 血液混合后回输体内。

研究发现，三氧自体血回输可以明显增加多发性硬化患者大脑氧合指数，提高细胞线粒体活性。并且可以提高 CYT-c 浓度，而 CYT-c 是抗氧化应激重要化合物。

三氧自体血疗法增强多发性硬化患者大脑新陈代谢的机制可能是：

（1）三氧自体血疗法不仅可以增加多发性硬化患者氧合水平，也可以增加正常人群组织氧合水平，而组织氧合水平的增加可以进一步促进能量代谢。多发性硬化发病机制可能是自身免疫导致线粒体功能破坏，而三氧自体血疗法可以通过增加组织氧合，进一步促进线粒体能量代谢，提高线粒体活性。

（2）三氧可诱导血管扩张剂前列环素的产生，前列环素可以促进 NO 释放。NO 可扩张血管，改善微循环并且降低外周血管阻力，从而增加脑组织供血、供氧，增加脑代谢。

（3）三氧可提高 CYT-c 浓度，CYT-c 是抗氧化应激的重要化合物，氧化应激是神经元损伤重要的病理生理基础，氧化应激与多发性硬化发病密切相关。三氧可以通过增加脑组织供血、供氧、抗氧化应激、改善自由基，促进 CYT-c 释放和提高线粒体活性治疗多发性硬化。

第四节　偏头痛

一、发病机制

1. **血管源性学说**　偏头痛是原发性脑血管功能疾病，先兆期的神经系统症状是由颅内血管收缩引起，头痛期是颅外血管扩张牵引血管壁神经末梢上的伤害感受器而引起，但是，此假说已被许多最新研究动摇。一些研究发现，偏头痛时并非一定存在血管扩张，血管扩张只是偏头痛伴随症状，并非头痛发生必要条件。

2. 皮质扩散性抑制　偏头痛相伴随的脑血流变化并不是血管本身因血液中物质发生收缩所引起的，而是通过皮质扩散性抑制启动产生的。

3. 三叉神经血管学说　偏头痛是由于三叉神经血管系统和中枢神经系统内源性痛觉调节系统功能缺陷加之过多的刺激引起的。

二、三氧临床研究

1. 三氧自体血疗法参数：三氧浓度为 30~60μg/ml 的 O_2-O_3 混合气体共 200~300ml，和等体积血液混合后回输体内，每周 2 次，2~3 个月为 1 个疗程。

2. 治疗前后患者 VAS 评分明显降低，在随后 3 年随访中患者偏头痛发作次数明显降低，并且未再服用曲坦类药物。三氧治疗偏头痛可能机制：

（1）增加大脑皮质代谢：通过正电子发射断层扫描仪（PET）观察，三氧自体血可以改善丘脑大脑皮质缺血及低代谢状态。研究表明慢性偏头痛与丘脑、前扣带回和顶叶等皮质区域代谢有关。考虑三氧可能通过改善以上脑区低代谢状态改善患者偏头痛症状。

（2）影响谷氨酸代谢：谷氨酸与皮质扩散性抑制、三叉神经血管刺激密切相关，而氧化应激会影响谷氨酸受体代谢，导致谷氨酸代谢紊乱，进一步影响皮质扩散性抑制和三叉神经血管刺激导致偏头痛发作。三氧自体血可以抑制氧化应激，从而影响谷氨酸代谢，减轻患者偏头痛发作。

3. 三氧疗法在神经系统疾病应用的主要机制可能通过抗炎、抗氧化应激、清除自由基，保护线粒体、抑制细胞凋亡、改善细胞及组织的缺血和缺氧、进一步改善神经功能，促进神经功能的修复。从临床研究以及动物实验研究来看，三氧疗法应该是治疗脑血管疾病及神经变性病变有力武器，然而三氧治疗神经系统疾病临床研究远远不够，且仅限于小型的临床对照试验及个案病例报告，缺乏大型临床对照研究，实际临床证据较弱，未来需要更多高质量研究验证。

（王　永）

第11章　三氧治疗感染性疾病

三氧是氧气的同素异形体，其氧原子处于高电势状态。目前，三氧疗法已成为辅助医学治疗的方法之一，并被广泛用于治疗各种疾病，包括治疗细菌、病毒和真菌感染。从原理上讲，三氧通过氧化磷脂和脂蛋白破坏细菌细胞包膜的完整性而产生消毒灭菌作用，进而灭活细菌、病毒、真菌和原生动物。已有的研究表明，0.1×10^{-6} μg/ml 低浓度的三氧足以灭活细菌及其芽孢。

来自意大利和古巴的研究数据显示，三氧不仅能杀灭病原微生物还具有可调节免疫系统、平衡炎症反应、使炎症/抗炎细胞因子达到平衡，增加 2,3-二磷酸甘油酸酯含量，从而使释放到组织中的氧增加避免了组织缺氧；增强丙酮酸的氧化羧化作用和增加三磷酸腺苷的含量来激活三羧酸循环等生物活性。三氧还可导致烟酰胺腺嘌呤核苷酸的显著减少，并有助于氧化细胞色素刺激产生谷胱甘肽过氧化物酶、CAT 和 SOD 等清除氧自由基等。

第一节　细菌性感染

三氧作为一种由三个氧原子组成的分子其性质极不稳定，在分解过程中能够产生活性氧（O_2^-、OH、H_2O_2、NO 和 HOCl），进而表现出很强的杀菌能力。

三氧能够直接破坏细菌的脂质包膜及核酸，破坏细菌细胞膜结构，使膜的通透性提高便于三氧分子进入。同时，三氧能够增强免疫细胞的功能，促进粒细胞的吞噬能力，促进单核细胞的迁移及激活 T 细胞；三氧增强了机体免疫细胞中过氧化氢的产生，进而杀死病原体。因此，适当剂量的三氧对细菌性感染治疗是有效的。

O_2-O_3 混合气体可保存在充满水蒸气的耐三氧的袋子里、三氧化的盐水里（只能局部使用）和三氧化的二次蒸馏水中；也可与不饱和脂肪酸发生化学反应生成三氧化油治疗外伤。研究表明，三氧对各种感染性疾病均有快速的改善作用，如厌氧菌感染、营养不良性溃疡和烧伤、蜂窝织炎、脓肿、压疮、瘘管、牙龈炎、骨髓炎、腹膜炎、鼻窦炎、口腔炎和阴道炎等。同时，由于三氧化溶液具有清洗效应可作为强效消毒剂，杀死对抗生素耐药的细菌或厌氧菌，三氧化溶液可以控制渗出改善新陈代谢并减轻感染。

Rowen 报道了 1 名 56 岁的男性因蜱虫叮咬而出现急性右大腿蜂窝织炎的病例。患者就诊时发热、右大腿皮疹扩散迅速，拒绝使用抗生素治疗，仅接受了高压三氧疗法，即在 1.9 个绝对大气压的平均压力下 200ml 血液和 200ml O_2-O_3 混合气体（浓度为 70μg/ml）充分混合，治疗后患者右大腿皮疹于第 2 天开始消退，第 3 天完全消失。Menéndez 等研究发现，通过三氧气体腹膜内注射预先处理大鼠，然后腹膜内注射从粪便中提取的可致死剂量的多种微生物，可将大鼠的存活率提高 33%，而对照组为 0。当添加抗生素组合唑巴坦/哌拉西林时大鼠生存率提高 93%。同时，当大鼠因粪便提取的微生物而诱导败血症时，三氧预处理使大鼠的肿瘤坏死因子α（TNF-α）水平降低。Babior 等研究结果认为，人体在对抗感染的过程中可以产生三氧，并将其作为对抗感染的氧化方法。

Song 等在皮肤耐甲氧西林金黄色葡萄球菌（MRSA）感染的 2 例患者中评估了局部应用三氧的临床疗效和安全性。与对照油组相比三氧化油对金黄色葡萄球菌和 MRSA 的杀菌率更高。5min 后三氧化油将金黄色葡萄球菌几乎 100% 清除，而 15min 后 MRSA 也几乎被三氧化油 100% 清除。此外，1min 内三氧化水可以将金黄色葡萄球菌和 MRSA 完全清除。2 例皮肤 MRSA 感染患者通过三氧治疗均治愈。鲁建云等招募 6～65 岁中重度特应性皮炎患者，选取两侧对称皮损作为靶部位，对照侧靶部位皮损采用温水洗浴联合基础油外涂，治疗侧靶部位皮损用三氧化水洗浴联合三氧化油外用。结果显示，三氧外用能有效减少特应性皮炎患者皮损处金黄色葡萄球菌的载量并缓解中重度特应性皮炎。总之，三氧疗法对治疗金黄色葡萄球菌和 MRSA 皮肤感染效果显著，副作用少且花费低。

三氧治疗细菌感染或损伤在不同阶段所使用的最佳浓度，治疗开始需要相当高的三氧浓度，之后随着组织逐步再生浓度应该逐渐下降。Martin 报道了伤口愈合的 3 个阶段，80μg/ml 浓度（气体浓度）仅可在有化脓、细菌感染和坏死组织的第 1 阶段治疗时使用，伤口必须保持清洁且只能暴露在气体中 10～15min。80μg/ml 浓度的三氧化二次蒸馏水制剂有约 20μg/ml 的有效三氧浓度，在更换湿敷料清洁伤口时效果更加显著。随着感染消退三氧有效浓度必须降至 2～5μg/ml 以避免细胞毒性，刺激局部代谢，细胞增殖和细胞因子的合成，从而促进细胞间基质的合成和愈合过程。

当发生全身感染（腹膜炎、大脓肿、脓胸）时，患者病情变得更为复杂，可能并发感染性休克。严重脓毒血症的病理生理学非常复杂，包括先天免疫系统的激活、内皮细胞功能和凝血功能的改变、炎症介质释放异常及多器官功能衰竭等。在感染急性期联合应用低浓度三氧（20～25μg/ml）进行三氧自体血治疗时去除化脓性物质并用三氧化水快速冲洗十分必要。三氧自体血疗法能够改善组织灌注、氧合和代谢，但不会增加被细菌毒素过度诱导的促炎性细胞因子的产生。另外，尽管悬浮在水或盐水中的大多数病原体对三氧敏感，但由于内源性抗氧化剂的保护作用，使三氧在血浆中的灭菌作用显著降低，难以杀灭血液中的细菌。

Burgassi 等研究表明，三氧浓度为 80μg/ml 时可迅速杀死悬浮在水或盐水中的耐药细菌。但是，如果耐药细菌悬浮在人血浆含量5%～10%的水性介质中，即使三氧浓度高达 325μg/ml，耐药细菌仍然具有活性。这些数据表明三氧实际上在血液中没有任何直接的抗菌活性。

在有脓毒性溃疡和伤口的情况下，局部治疗必须与三氧自体血疗法相结合，因为两者具有协同作用，可促使伤口更快速的愈合。

第二节　病毒性感染

病毒是一类非细胞形态的微生物。主要有以下基本特征：①个体微小，在电镜下才能看见；②仅有一种类型核酸（DNA 或 RNA）作为其遗传物质；③严格的活细胞（真核或原核细胞）内复制增殖；④具有受体连接蛋白，与敏感细胞表面的病毒受体结合，进而感染细胞。

病毒的致病机制多种多样，与其自身固有结构有关。人免疫缺陷病毒（HIV）和疱疹病毒在核衣壳外包绕着一层含脂蛋白的包膜，包膜中含有双层脂质、多糖和蛋白质，蛋白质是病毒的主要组成部分，由病毒基因组编码，具有病毒的特异性。包膜表面的构成成分刺突可选择性与宿主细胞受体结合，促使病毒包膜与宿主细胞膜融合，感染性核衣壳进入细胞内而导致感染；腺病毒表面有触须样纤维，称纤维刺突或纤突，纤维吸附在敏感细胞上抑制宿主细胞蛋白质代谢，与致病作用有关。有些病毒在感染细胞内阻断细胞自身核糖核酸和蛋白质合成的同时，病毒自身蛋白质和病毒颗粒大量堆积使感染细胞变形，常见细胞肿胀、细胞膜通透性改变最后导致细胞破坏。麻疹病毒和副流感病毒则是通过使感染的细胞膜发生改变，从而导致感染细胞与邻近未感染细胞发生融合。

在全球范围内有近 10 亿人口受到慢性病毒感染，而三氧的强效抗病毒作用可能会成为有效的治疗方法。由于三氧容易氧化病毒外壳中的糖蛋白和脂蛋白，使得多数脂质包裹的病毒在水性介质中对三氧敏感。但是，当病毒在体液中生存，三氧杀病毒效果并不确定。更为糟糕的是，当病毒进入细胞（肝细胞、上皮细胞、$CD4^+$ 淋巴细胞、单核细胞、神经胶质细胞和神经细胞）后，强效的抗氧化系统可保护病毒不受损伤，此时三氧在体内不具有直接抗病毒作用。

一、三氧抗病毒的机制

为了探索三氧疗法是否可用于病毒性疾病的治疗，自 1990 年以来，针对三氧治疗病毒感染的可能机制，研究人员进行了系列研究。

1. 长期的三氧治疗有可能诱导人体细胞对慢性氧化应激（COS）的适应，重新平衡细胞氧化还原状态，是抑制 HIV、HBV 和 HCV 复制的重要过程。通过病毒组分，如转录的 HIV-1 反式激活因子（Tat 蛋白），HIV 能够抑制或下调抗氧化酶如 SOD 和 GSH-Px 的合成，此过程会诱导细胞内慢性氧化应激（$O_2^{\cdot}$、OH• 的增加），从而有利于病毒复制，并且通过加速细胞死亡而加剧疾病的恶化。有数据证明，过量的还原化合物可抑制 HIV 病毒在体外复制，如 N-乙酰半胱氨酸、谷胱甘肽和胱氨酸，而谷胱甘肽的缺乏会影响细胞存活。研究发现，每天口服 2.4g 的乙酰半胱氨酸可以延缓 HIV 的进展。同时，与循环 IFN-α相关的细胞外 Tat 释放增加也可抑制免疫细胞的活化，抑制 C-C 趋化因子的产生，最终导致免疫缺陷。

2. 研究证实，在三氧化的血液中干扰素（IFN）和白细胞介素（IFN 和 IL）等可诱导细胞因子生成。尽管三氧是一种弱诱导剂，但重新注入的淋巴细胞和单核细胞通过在淋巴系统中迁移可以激活其他细胞，从而及时刺激免疫系统。急性病毒性疾病转变为慢性病，可能是因为病毒毒性特别强，也可能是由于变异病毒种群迅速进化并脱离了免疫控制，或者是因为免疫系统对病毒抗原具有耐受性而无法抵抗感染。此外，三氧除了诱导血红素加氧酶-1（HO-1）外，还会使人体释放 HSP60、HSP70 和 HSP90 等热休克蛋白（HSP）。这些蛋白质是先天免疫系统的有效激活剂，能够通过单核巨噬细胞系统诱导促炎性细胞因子的合成和抗原呈递细胞的激活。

3. O_2-O_3 混合气体疗法可以改善人体的氧合作用和肝脏代谢。研究发现，经 O_2-O_3 混合气体治疗后纤维蛋白原和凝血酶原的血浆水平在感染患者中趋于正常，表明肝脏蛋白质合成功能有所改善。然而，三氧疗法是否有助于改善肝脏再生的肝细胞生长因子或转化生长因子-α（TGF-α）的释放尚无定论。

4. 三氧自体血疗法体外血液三氧化期间，当使用高于三氧最高治疗浓度 4 倍的三氧浓度（300μg/ml）时，可诱导病毒游离成分的氧化，以此为基础有可能制作灭活并具有免疫原性的疫苗。

5. 三氧疗法可能会激活心身系统，从而释放生长激素、ACTH-皮质醇及神经递质，患者在三氧治疗期间有欣快和健康的感觉可能与这些物质有关，但是目前缺乏实验室检测依据。显然，患者虚弱和抑郁状态的消失、消耗综合征的减少代表了三氧治疗的积极效果。

6. HIV 感染：三氧治疗可能能够纠正伴随代谢和心血管并发症的高脂血症和获得性脂肪代谢障碍。

二、慢性肝炎

病毒性肝炎是非常严重的疾病，大多数慢性肝炎患者为轻度感染，感染可以持续 20～30 年。受性别、种族、年龄、基因型、病毒载量、饮食、酒精、肥胖症和生活质量的影响，许多患者会发展为肝硬化、腹水、肝癌。肝炎还可能并发冷球蛋白血症、血管炎、膜增生性肾小球肾炎和关节炎。

早期的研究认为，在水溶媒中三氧可有效抑制细菌、病毒和真菌的生长。目前，人们对三氧潜在的抗病毒特性有了更新的认识，世界上许多城市把三氧消毒作为污水处理的主要手段。虽然体液的环境与体外不同，但三氧抗病毒特性作用在体内也可以发挥。病毒对三氧的敏感程度与病毒的类型有关。相关研究表明，含有脂质包膜的病毒对三氧最敏感，这些病毒包括 HCV、疱疹病毒 1、疱疹病毒 2、HIV-1 和 HIV-2。病毒的包膜在病毒的黏附、穿透和从宿主细胞的分离过程中发挥着重要的作用。在 HCV 的 *E1* 和 *E2* 基因的作用下，病毒包膜表面的刺突可以黏附并穿透不同的宿主细胞。一般情况下，包膜容易损伤，被三氧或其副产物破坏。感染 HCV 的患者中，影响病毒感染的程度和病毒毒力大小的决定性因素是患者的病毒载量。病毒载量降低表明三氧治疗已经发挥作用，其肝功能及身体状况开始恢复。

三氧自体血疗法常被用于病毒性肝炎的治疗。Viebahn-Haensler 和 Lee 曾对有慢性乙型肝炎的患者进行三氧自体血疗法,经过 9 个月 21 次间断三氧自体血治疗后患者谷丙转氨酶（GPT）、γ-谷氨酰转移酶（γ-GT）和胆红素的水平均恢复正常。Zaky 等将 52 例慢性丙型肝炎患者［HCV-RNA 聚合酶链反应阳性且血清丙氨酸转氨酶（ALT）升高超过 6 个月］分为常规组和三氧组。三氧组包含 40 例患者接受三氧自体血疗法、小自血疗法和直肠三氧灌注，常规组接受多种维生素治疗。结果显示，三氧疗法可显著改善慢性丙型肝炎的临床症状，ALT 及 AST 水平明显降低。25%～45%的慢性丙型肝炎患者血清中 HCV-RNA 消失，可能与三氧治疗有关。

自 20 世纪 80 年代初以来，科学家们已证实干扰素-α（IFN-α）治疗慢性肝炎有效，但不同患者的疗效存在较大个体差异。实践表明，经过干扰素强化（6～12 个月）治疗，多达 50%的患者表现出良好的临床效果，但是约有 1/3 会很快复发。尤其在第 1 个月的治疗中，大多数患者有明显的副作用，部分患者会退出治疗。老年患者因慢性肝炎常合并抑郁，有 20%的患者拒绝继续治疗，约 70%的患者认为副作用可以忍受。每周 3 次，连续 4～6 个月的干扰素治疗后约有 40%的患者对治疗反应良好，即病毒复制消失和肝脏组织学改善。三氧疗法有可能成为肝炎患者有效的辅助治疗手段。

Bocci 等提出三氧在慢性乙型肝炎治疗上可能有明显疗效，但只能通过随机临床试验来证实，仍缺乏研究数据支持。临床实践中用三氧治疗慢性肝炎的可行方案是 1 周 2 次。

225ml 血液中加入 3.8%枸橼酸钠（25ml）和 O_2-O_3 混合气体。使用枸橼酸盐代替肝素可能会降低三氧的有效性，但可以避免凝血异常和可能形成微血栓等并发症。

第 1 周：三氧浓度 20μg/ml，每次治疗总剂量 4.50mg。

第 2 周：三氧浓度 30μg/ml，每次治疗总剂量 6.75mg。

第 3 周：三氧浓度 40μg/ml，每次治疗总剂量 9.00mg。

第 4 周：三氧浓度 50μg/ml，每次治疗总剂量 11.25mg。

第 5 周：三氧浓度 60μg/ml，每次治疗总剂量 13.50mg。

第 6 周：三氧浓度 70μg/ml，每次治疗总剂量 15.75mg。

如没有显著的副作用，治疗需要持续 24 周（48 个疗程）。治疗过程中必须始终采用"低起点，慢起点"的策略以实现对三氧诱发的急性氧化应激的适应。根据结果，治疗可能在第二阶段每周继续一次。同时，患者应该每日口服抗氧化剂。评估治疗效果应考虑以下指标：

（1）应用最精确的检测系统检测血清 HCV-RNA 是否完全清除。在治疗前、治疗 3 个月和 6 个月后评估病毒载量，隔 3 个月再评估一次。

（2）肝脏生化指标（ALT、AST、GGT、胆红素水平），检查时间同（1）。

（3）肝脏组织学检查尽可能评估治疗前、治疗 3 个月和 6 个月时的情况。如果患者拒绝肝活检，可以使用间接评估肝纤维化的替代试验。除了常规生化检测，每 3 个月检测一次完全抗氧化状态（TAS）、硫代巴比妥酸活性物质（TBARS）和巯基蛋白（PTG）。

我国三氧自体血疗法专家共识推荐采血 100ml 与 25ml 抗凝剂混合用于三氧自体血治疗。推荐三氧浓度为 10～40μg/ml，可以从低浓度开始，随治疗次数增加逐渐增加浓度。需要说明的是，Bocci 等推荐的治疗方案中给出的明显高于 40μg/ml 的三氧浓度是否适用于我国患者，目前仍缺乏相应的临床试验，需要进一步深入研究。

考虑到仅凭三氧自体血治疗降低病毒载量的不确定性，Bocci 等提出另一种混合治疗方法，先短期（1～2 周）强化应用 IFN 治疗降低病毒载量，接着按照上述方案给予三氧自体血疗法。

三、艾滋病毒感染

艾滋病是由感染人类免疫缺陷病毒（HIV）引起的危害性极大的传染病，又称为获得性免疫缺陷综合征（AIDS）。HIV 本身并不会引发任何疾病，但可破坏机体的免疫系统，当免疫系统被 HIV 破坏后，人体就容易感染一系列正常人不可能罹患的疾病。这些疾病可以影响脑、肺和眼等器官，如卡氏肺囊肿和卡波西肉瘤。

在艾滋病的发生过程中，HIV 可以使机体免疫功能恶化，$CD4^+T$ 细胞和 Th 细胞功能丧失，含 CD4 的免疫细胞如巨噬细胞等被 HIV 感染。CD4 细胞在人体的免疫作用中发挥重要的作用，正常人每微升血液中通常含有 800～1200 个 CD4 细胞。感染 HIV 后 $CD4^+T$ 细胞数量不断减少。当一个人的 $CD4^+T$ 细胞数量低于每微升 200 个时，患者成为各种致命的感染和癌症的易感人群。

国际上已经制定出一系列治疗和预防艾滋病的方案，这些方案的主要目的是抑制病毒的复制，但是治疗的效果并不理想。大部分接受治疗的患者没有达到预期疗效，反而因接受治疗而患上了贫血、胰腺炎和神经系统疾病。

Koblavi-Dème 等研究发现，有效的高效抗反转录病毒治疗（HAART）能够抑制 HIV-1 的复制，改善机体免疫活化，降低 $CD8^+T$ 细胞表面 CD38 和 HLA-DR

的表达水平，使其接近正常水平，起到免疫重建的作用。在至少持续 3 年的治疗后，2/3 的患者血浆游离病毒含量可以达到检测不到的水平。然而，由于病毒仍隐藏在静息的 CD4$^+$T 淋巴细胞中，一旦高效抗反转录病毒治疗停止，约 3 周后就可以检测到血浆中的病毒。而且连续高效抗反转录病毒治疗导致器官毒性反应，坚持治疗十分困难且费用昂贵。

以往研究结果表明，三氧和过氧化氢均能抑制 HIV 的复制和对人体的感染，同时可以增强患者的免疫系统活性，发挥监视机体病变组织和外来异物刺激的作用。虽然目前没有足够的临床证据证明三氧可以治愈艾滋病，但可以配合其他免疫治疗延长患者的生存期，提高患者的生存质量。

Shallenberger 对艾滋病患者进行治疗时采取直肠三氧治疗及配套的治疗方案，包括完全食物营养计划、淋巴引流、按摩、营养增补和安全性生活及有规律的锻炼。研究观察发现，三氧治疗对艾滋病患者具有长期的积极影响，虽然没有治愈的病例，但三氧治疗在提高艾滋病患者的生活质量方面起了非常重要的作用。患者的 CD4 细胞数量明显提升，临床症状有明显改善，患者感到精力充沛，生存时间明显延长。

Bocci 等对 10 名拒绝服用叠氮胸苷（AZT）且未进行其他辅助治疗的艾滋病患者实施三氧自体血疗法，治疗持续约 7 个月，其中 3 名患者接受了 54 次三氧自体血治疗，所用总三氧剂量 1080mg，平均分布在 16.2L 血液中。尽管该研究纳入的病例数量有限，但是通过反复监测相关的病毒标志物发现只要严格筛选患者，三氧治疗既不会改善也不会恶化 HIV-1 病毒复制的动力学。研究对象中除一例患者在治疗 2 个月后由于血浆中的病毒载量显著增加而停止治疗外，其他患者血浆 HIV-1 DNA 保持稳定，HIV-1 RNA 水平几乎保持不变，可能与三氧自体血疗法导致免疫增强有关。对 3 名长期接受三氧治疗达 24 周的患者数据分析证实，其血清 β_2-微球蛋白显著增加，CD4$^+$型淋巴细胞计数正常，病毒载量稳定。此研究至少证明三氧治疗确实对患者无害，推测可能与三氧治疗诱导的机体对慢性氧化应激的适应抵消了病毒引起的氧化应激有关。

已知阻止病毒复制是治疗病毒感染性疾病的一个基本步骤。尽管三氧治疗在从血浆清除 HIV 方面无法与高活化的抗反转录病毒治疗相比，但是，作为一种补充治疗，三氧治疗可能有明显疗效。

使用逐渐递增的三氧浓度（从低到中：20～40μg/ml），可以实现：

（1）适应慢性氧化应激，使细胞氧化还原状态重新平衡，这是抑制 HIV 复制的基本过程。

（2）纠正高脂血症和外周脂肪营养不良。

（3）纠正消耗综合征，而不是给予重组生长激素和脱氢表雄酮。

（4）使患者产生欣快感，抵消虚弱和抑郁状态。

四、带状疱疹病毒感染

带状疱疹是一种由水痘-带状疱疹病毒引起的累及神经和皮肤的炎症性皮肤病。免疫功能正常的人群在劳累、病毒感染及长期情绪低下的情况下易发生带状疱疹，受累区域皮肤会产生水疱，神经出现炎症、坏死，多数伴有剧烈疼痛，严重影响患者生活质量。

带状疱疹后神经痛（PHN）是带状疱疹发病后最常见的并发症，9%～34%的带状疱疹患者发展为 PHN。该病与发病年龄有关，随着年龄的增长，PHN 的发生率也逐渐升高。40 岁以下的患者很少发生，超过 60 岁的发病率为 50%，超过 70 岁的发病率为 75%。其疼痛性质多样，疼痛程度剧烈且持续时间较长，有 10%～25%的 PHN 患者疼痛可持续超过 1 年，严重影响患者的生活质量，部分患者由于长期疼痛得不到有效治疗出现抑郁、自杀倾向。

PHN 的发病机制目前并不十分明确。初次感染水痘-带状疱疹病毒后表现为水痘或呈隐性感染，随后病毒长期潜伏于背根神经节及感觉神经节中。当机体免疫力低下或免疫防御功能受损时（如极度疲劳、恶性肿瘤、慢性传染病等），病毒可再度被激活，并向感觉神经相应皮肤支配区域播散形成带状疱疹，造成中枢神经系统或者周围神经系统的损伤。其致痛机制复杂，包括外周敏化、中枢敏化、下行抑制系统的失能、脊髓胶质细胞的活化、离子通道的改变等。

带状疱疹的治疗主要包括使用伐昔洛韦等核苷类抗病毒药物、镇痛、预防细菌感染及营养神经等。治疗的主要目的在于减轻患者的剧烈疼痛、缩短病程、预防创面感染及减少后遗神经痛的产生，但目前常规治疗尚不能有效解决以上问题。

三氧具有强烈的氧化性可作为生理激活因子，刺激体内产生多种生物学效应。皮内注射三氧治疗带状疱疹神经痛能够迅速镇痛、显著减少组织充血和水肿、降低局部组织温度的同时增加局部组织的供氧。选择性神经根阻滞联合局部皮内三氧注射可迅速缓解疼痛，对治疗 PHN 有良好的临床效果。An 等通过对 21 例原发性三叉神经痛患者及 7 例 PHN 引起的继发性三叉神经痛患者实施 CT 引导下三叉神经半月节经皮三氧注射治疗，发现两组患者治疗后的 VAS 评分较治疗前均明显降低，且治疗后 6 个月随访 PHN 组疼痛无复发，说明经皮三氧注射治疗原发性及 PHN 引起的三叉神经痛安全有效。Lin 等回顾性分析 30 例 $C_2 \sim C_8$ 水平神经损伤的带状疱疹后神经痛患者在超声引导下行颈部背根神经节经皮三氧注射，结果显示三氧注射可以减轻 PHN 患者的疼痛程度，且病程在 3 个月以内的患者疗效更加显著，提示背根神经节经皮三氧注射可能是一种治疗难治性 PHN 的有效方法。

三氧治疗带状疱疹的可能机制有：

（1）激活人体免疫系统，诱导机体产生白介素、干扰素等细胞因子，起到激活和调节免疫系统的作用。

（2）抑制病毒生长复制的作用。

（3）改善局部微循环、提高组织氧浓度、促进组织修复的作用。

（4）调节脑血管的功能，改善患者抑郁状态。

与单纯传统治疗方法相比，三氧自体血疗法可明显减轻带状疱疹急性期疼痛，迅速减少病毒包涵体，缩短疱疹持续时间，使用方便、安全，值得临床推广应用。Hu 等选取 98 例 PHN 患者，随机分为药物治疗组和三氧自体血治疗组，药物治疗组 PHN 患者接受 2 周的药物治疗，而三氧自体血治疗组的 PHN 患者接受三氧自体血疗法（40ml 医用三氧溶于 200ml 患者血液内），并结合药物治疗 2 周。与药物治疗组的评分相比，三氧自体血治疗组患者的 VAS 评分、McGill 疼痛量表、生活质量评分得分显著提高。此研究表明，三氧自体血疗法与药物治疗相结合优于单纯药物治疗 PHN，是一种缓解 PHN 安全有效的方法。

近年的研究结果显示，抗病毒药物联合三氧自体血疗法以及局部应用三氧化油对 PHN 患者可能是最佳的治疗方案，且联合治疗还可能有助于减少患者复发及传播的风险。

五、乳头瘤病毒感染

人乳头瘤病毒（HPV）是一种小的 DNA 病毒，通过皮肤或黏膜与黏膜紧密接触在人体中相互感染而传播。研究表明，HPV 有 80 种以上的基因型，且不同类型的 HPV 易感染不同的解剖部位，与临床表现有一定联系。其中，HPV6 型和 11 型属于低危型，经常感染外阴、肛门、阴道等部位，湿疣或宫颈上皮内低度病变在女性中多见，与宫颈浸润癌无明显关联。HPV16、18 型属于高危基因型，与宫颈癌的发生关系密切。喉乳头状瘤是儿童特有的类型，可以导致呼吸道阻塞。研究表明，感染 HPV 后人体 CD4+、CD8+T 细胞呈进行性下降，其中 CD4+T 细胞减少显著，导致辅助性 T 细胞减少，使机体的免疫调节功能下降。对于 HPV 的治疗，以清除感染组织为目的的外科治疗十分重要，而三氧治疗可作为外科治疗后的有效辅助方法。治疗可以选择三氧自体血疗法，或直肠三氧疗法，联合局部治疗。局部治疗措施有以下几种：①病变区注射少量 O_2-O_3 混合气体（浓度为 10～20μg/ml），操作必须缓慢而小心，尽可能将气体浸润注射至疣的基底部；②阴道内注入 O_2-O_3 混合气体（浓度 30～50μg/ml），时间控制在几秒钟内；③阴道内三氧水（浓度<20μg/ml）持续滴注 5～10min，同时，每晚应用三氧化油阴道栓可能更为实用有效。

张雪梅等对子宫颈上皮内瘤变 I 级合并 HPV 感染患者采用三氧联合治疗，首先用浓度为 5μg/ml 的三氧化水 500ml 行阴道冲洗，然后将浓度为 2～5μg/ml 的三氧气体吹入阴道，最后将三氧化油棉球置入阴道 24h，测定患者的 HPV 及外周血和宫颈组织中 $CD4^+$、$CD8^+$，结果发现治疗 1 周后患者 $CD4^+$、$CD8^+$ 阳性表达增加，HPV 值降低，说明三氧可以杀灭 HPV、调节免疫功能。三氧治疗 HPV 感染没有副作用，价格低廉，且三氧治疗可将病毒脱落的可能性降至最低，从而减少了传播给他人的概率。

六、流行性感冒

流行性感冒（简称流感）是流感病毒引起的急性呼吸道感染，也是一种传染性强、传播速度快的疾病。其主要通过空气中的飞沫、人与人之间的接触或与被污染物品的接触传播。典型的临床症状是急起高热、全身疼痛、显著乏力和轻度呼吸道症状。一般秋冬季节是高发期。该病是由流感病毒引起，可分为甲（A）、乙（B）、丙（C）三型。甲型病毒经常发生抗原变异，传染性大，传播迅速，极易发生大范围流行。该病具有自限性，但在婴幼儿、老年人和有心肺基础疾病的患者容易并发肺炎等严重并发症而导致死亡。

单纯型流感常突然起病，畏寒高热，体温可达 39～40℃，多伴头痛、全身肌肉关节酸痛、极度乏力、食欲缺乏等全身症状，常有咽喉痛、干咳、鼻塞、流涕等症状。如无并发症呈自限性过程，多于发病 3～4d 后体温逐渐消退，全身症状好转，但咳嗽、体力恢复常需 1～2 周。轻症流感与普通感冒相似，症状轻，2～3d 可恢复。

气态三氧对鼻和呼吸道黏膜有损伤作用。用三氧化水缓解流感的症状可以避免这一副作用。将三氧在水中冒泡 5min 并储存在玻璃瓶中，最终三氧化水的浓度可达约 20μg/ml，尽管保存过程中三氧的浓度在不断下降，其有效期仍可达 2d。流感患者每天滴三氧化水入鼻孔 3～4 次，先将三氧化水滴入鼻咽部，然后再清除，吞咽入胃对人体无害。鼻充血、鼻窦水肿和咽痛症状可以迅速缓解并持续 3～5h，可以重复进行，与患者治疗前相比，治疗效果显著。

第三节　真菌感染

真菌在自然界中分布广泛，种类繁多，其中绝大多数对人类有益，如酿酒、发酵、生产抗生素等；少数对人类有害，可引起人类及动、植物疾病。病原性真菌根据引起感染的部位可分为浅部感染真菌、皮下组织感染真菌及深部感染真菌，人体感染后可引起皮肤、毛发、皮下组织及全身性感染。大部分真菌感染为继发性，在机体免疫功能显著下降时发生，引起机会致病性真菌感染。真菌自身黏附能力、对免疫系统的抑制能力、真菌胞壁中的酶与感染致病有一定关系。

目前尚无有效预防皮肤癣菌感染的方法，主要是注意清洁卫生，保持鞋袜干燥、透气性好，并避免直接或间接与患者接触。治疗可局部使用酮康唑软膏、咪康唑霜或克霉唑溶液，但较难根治，易复发。对深部真菌病的预防主要应除去各种诱因，提高机体免疫力，尤其是细胞免疫功能低下的人群，或应用免疫抑制剂的患者应注意防止并发真菌感染。常用药物有唑类的氟康唑、伊曲康唑等，多烯类的两性霉素 B，核苷类的 5-氟胞嘧啶等。氟康唑在临床上最常用，对白假丝酵母菌治疗效果较好，两性霉素 B 由于副作用较大，且有效治疗剂量与中毒剂量接近限制了其在临床的应用。

研究表明，三氧化水能够改善组织液渗出，减少炎症反应，促进创伤愈合，减轻疼痛和瘙痒，已广泛应用于感染性皮肤疾病（细菌、真菌、病毒）。三氧化油在接触到湿润的伤口或溃疡时能够迅速产生活性物质而发挥抗真菌作用。三氧化水和三氧化油局部应用对真菌感染有良好疗效，临床常用三氧治疗甲癣（足癣）和念珠菌病。在一项受控的随机 III 期临床试验（400 名患者）中，用三氧化葵花籽油治疗足癣 3 个月后，90.5% 的患者完全治愈且未再复发，其余患者症状也有明显改善。而每天 2 次用 2% 酮康唑乳膏治疗的患者中只有约 40% 治愈或显著改善。Schwartz 应用三氧化蒸馏水治疗 150 例反复发作的念珠菌性阴道炎患者，85% 的患者完全治愈，10% 的患者治疗后呈无症状状态，仅有 5% 的患者对三氧治疗效果不佳。Zargaran 等研究认为，三氧对以酵母形式生长的白念珠菌有很强的灭活作用，但三氧无法完全清除念珠菌形成的菌膜，还有可能促使念珠菌对两性霉素 B 产生耐药性。

临床上常用的抗真菌药物对人体均有不同程度的毒副作用，同时由于使用不规范、滥用导致耐药性日益严重。三氧治疗作为一种能够有效对抗真菌的新型疗法，且治疗过程中基本无不良反应，值得在临床上进一步推广应用。

三氧在人体外具有强大的消毒作用，但由于体液和细胞内液具有强大的抗氧化能力，因此三氧无法氧化人体内的病原体。此外，三氧也不能以游离形式存在于体液和细胞内液中。必须强调，直接将 O_2-O_3 混合气体静脉注射可能会导致致命的气体栓塞。

（吴　哲）

第12章　三氧治疗膝关节疾病

骨性关节炎是关节炎最常见的形式之一，属于关节退行性疾病，临床症状包括疼痛、关节僵硬、肿胀及活动受限、活动后加重等。病理过程主要为关节软骨的进行性变性及破坏（断裂、变薄），引起软骨膜过度增生产生新骨，经过骨化后在关节表面形成骨赘。

骨性关节炎是人类最常见的关节疾病，随着老龄化进程骨性关节炎的发病率在全球持续增长。临床数据显示45岁以上人群最容易出现骨性关节炎，但近年来也出现了关节疾病群体年轻化现象。据统计，我国60～75岁人群约有50%患有膝关节骨性关节炎，而年龄超过75岁的老年人中至少约有80%患有骨性关节炎。女性发病率高于男性，且出现骨性关节炎症状的时间早于男性。肥胖患者出现骨性关节炎的概率高于正常人。

许多研究表明骨性关节炎患者的关节软骨在分子层面出现了老化和变性，其中包括染色体端粒基因组不稳定性，晚期糖基化终末产物的形成和细胞凋亡及衰老等。上述病理改变与骨性关节炎氧化应激水平升高相关，从而导致体内正常细胞无法有效地对抗疾病的发生发展。自由基参与的脂质过氧化现象被认为是细胞膜破坏及细胞损伤的最主要机制。相应地，机体会产生抗氧化物，通过清除并抑制自由基的形成来阻断过氧化的伤害性作用，从而使氧化与抗氧化水平维持于平衡状态。

活性氧类是生物有氧代谢过程中产生的一类副产物，包括氧离子、过氧化物和含氧自由基等。氧化磷酸化作用是活性氧类的主要来源。软骨细胞可通过激活烟酰胺腺嘌呤二核苷酸磷酸氧化酶、一氧化氮合酶家族成员及多种加氧酶，产生活性氧类、一氧化氮自由基及过氧化物阴离子。其中，一氧化氮自由基可促使过氧化物进一步增加，从而产生过氧亚硝基（一种细胞毒素）。过氧化物和一氧化氮自由基在10倍增长率的条件下会使过氧亚硝基产量增加100倍，而在促炎条件下同时产生的过氧化物和一氧化氮自由基被进一步激活，使过氧亚硝基产量增加100万倍。一氧化氮自由基、过氧化物及过氧亚硝基的出现意味着出现与骨性关节炎相关的迟发性免疫疾病和炎性疾病。此外，上述活性氧类也会产生包括过氧化氢、羟基自由基等衍生物。有研究显示活性氧类可以像第二信使那样行使激活转录因子 NF-κB 功能，从而调控炎症反应相关的基因表达，也可直接通过裂解胶原蛋白和激活基质金属蛋白酶（骨性关节炎中破坏软骨的一类关键酶家族）导致关节软骨退行性改变。软骨细胞会通过产生大量的抗氧化酶来抵御活性氧类对关节软骨的持续性伤害，其中包括过氧化物歧化酶、过氧化氢酶及谷胱甘肽等。

一、临床表现与诊断

（一）临床表现

1. 疼痛　早期表现为轻度或中度间断性隐痛，活动后加重，休息时减轻，疼痛常与天气变化有关。晚期表现为持续性疼痛或夜间痛。

2. 活动受限　晨起关节僵硬伴有发紧感，也称晨僵，活动后缓解。中晚期关节活动严重受限。

3. 畸形　膝关节骨赘形成或关节积液可造成关节肿大，此时局部压痛感明显。

4. 骨擦音或骨擦感　晚期因关节软骨破坏导致关节面不平，活动时出现骨摩擦音。

5. 肌肉萎缩　因疼痛和运动障碍引起膝关节周围肌肉萎缩，关节无力。

（二）诊断标准

X 线检查为明确膝关节骨关节炎诊断的 "金标准"，同时也是首选的影像学检查。同时还要根据患者病史、症状和体征及实验室检查做出最终临床诊断。诊断标准包括以下几点。

1. 近 1 个月内反复的膝关节疼痛。

2. X 线片示关节间隙变窄、软骨下骨硬化和（或）囊性变、关节边缘骨赘形成。

3. 年龄≥50 岁。

4. 晨僵时间≤30min。

5. 活动时有骨擦音（感）。

满足上述诊断标准 1+（2、3、4、5）条中的任意两条即可诊断膝关节骨关节炎。

二、治疗

疾病的治疗目的在于控制疼痛、改善功能及提升生活质量，同时将不良反应发生率降到最低。目前常用的非手术治疗方法如健康教育、康复训练、物理及药物治疗均着重于改善症状，而无法有效控制疾病的进展。当非手术疗法无效时患者不得不接受手术治疗。因此，寻找一种能够有效控制疼痛、改善功能又兼顾控制疾病发展的药物就显得尤为重要。

三氧具有多种生物学作用，包括激活抗氧化系统、提高红细胞携氧能力、参与免疫调节等。Calunga 等报道了三氧对膝关节骨性关节炎患者的临床症状、关节滑液氧化应激水平等方面影响的研究。这项临床对照试验获得了伦理委员会的批准，并且符合赫尔辛基宣言内容。所有患者在了解和同意研究内容后均签署知情同意书。在研究入组前再次对所有患者进行治疗前教育。对于所有研究对象的原始资料均妥善记录和保存。

纳入标准包括成年（45～65 岁），性别不限，种族不限，临床及影像学均诊断为膝关节骨性关节炎。排除标准包括严重高血压、败血症、糖尿病并发症、肝脏、血液或心血管系统疾病、药物过敏史、不能配合、酒精或药物滥用史、3 个月内服用过抗氧化维生素或接受过抗炎药物治疗者。

42 名患者分为 2 组：第 1 组为对照组，10 名年龄和性别相匹配的健康志愿者。第 2 组为三氧组，42 名临床诊断为膝关节骨性关节炎的患者。

三氧经直肠给药（每周一至周五，1 次/日，共 20 周），浓度 25～40mg/L，容量 100～200ml；三氧关节腔内给药（2 次/周，共 15 周），浓度 20mg/L，容量 5～10ml。

评价标准基于关节滑液的氧化应激水平和临床特征变化。

评估关节滑液的氧化应激水平变化，21 名患者和 10 名健康志愿者（对照组）在治疗前和治疗结束时均抽取 1～2ml 关节滑液检测氧化应激的不同指标：SOD、CAT、CAT/SOD 值、GSH、丙二醛（MDA）、晚期氧化蛋白产物（AOPP）、总氢过氧化物（TH）和过氧化电位（PP）。

在治疗开始和结束时分别收集患者疼痛、功能和影像学资料，评估临床特征变化。

疼痛评分采用视觉模拟量表（VAS），10 分代表极度疼痛，0 分代表无疼痛。

关节功能评估包括：①关节运动（关节屈曲和完全伸展的动作），根据运动的受限程度将患者分为三类，即不受限（0~10%）、部分受限（11%~65%）、完全受限（65%~100%）；②Clover 征，在膝盖处由于脂肪的存在会出现类似三叶草的形状；③肿胀程度，严重、中度、轻微；④可触及的捻发音。

影像学评估是在治疗开始和结束时利用超声测量关节腔滑液所实现的。放射科医生根据患者的关节滑液的量分为三个等级：轻度（滑液减少位于髌骨上区）、中度（关节滑液位于关节囊内侧和外侧）、重度（关节滑液充满关节腔并伴随关节囊肿胀，延伸至腘窝及髌前腔）。

统计学方法首先采用离群值法初步检测误差值，随后采用单因素方差分析（ANOVA）和方差齐性检验（Bartlett-Box）对数据进行分析。此外，还进行了 Wilconson 秩和检验和独立样本 t 检验。数值以均数±标准差表示，$P<0.05$ 为有统计学意义。

ROS 参与骨和软骨生理过程，在骨关节炎发病机制中起重要作用。软骨细胞代谢异常产生的 ROS 超过生理缓冲能力导致氧化应激状态，通过裂解胶原蛋白和激活基质金属蛋白酶引起关节软骨的降解。过量的 ROS 作为放大炎症反应的重要细胞内信号分子还会破坏蛋白质、酯类、核酸以及基质成分。风湿性疾病患者体内 ROS 水平也有类似的升高现象。

研究显示，膝关节骨性关节炎患者的关节滑液表现出具有明显的氧化应激水平，包括 AOPP 和氢过氧化物（ROOH）值较高及 GSH 消耗量增加，这些指标不利于关节功能的恢复（表 12-1）。

表 12-1　三氧疗法（直肠给药+关节腔内给药）对关节滑液中氧化应激水平的影响

氧化应激指标	健康对照组（n=10）	三氧治疗组（n=21）	
		治疗前	治疗后
MDA （μmol/L）	3.35 ± 0.17	2.6 ± 0.9	3.07 ± 0.89
PP （μmol/L）	7.72 ± 1.17	5.4 ± 1.5	6.02 ± 1.70
CAT ［U/（L·min）］	3810 ± 156	3069 ± 289	3668 ± 307
SOD ［U/（L·min）］	4.86 ± 1.35	22.9 ±7.5[a]	12.5 ± 3.8[ab]
CAT/SOD	3.20	0.22[a]	1.89[ab]
AOPP （μmol/L）	2.50 ± 0.70	21.8 ± 6.3[a]	11.3 ±2.4[ab]
ROOH （μmol/L）	33.9 ± 11.5	64.5 ± 15.5[a]	40.7 ± 10.7[b]
GSH （mg/L）	570.2 ± 37.2	48.9 ±17.0[a]	268.3 ± 44.0[ab]

注：与健康对照组比较，[a]$P<0.05$；与治疗前比较 [b]$P<0.05$

AOPP 是蛋白质氧化损伤的指标,是晚期糖基化终产物(AGEs)的前体,AOPP 和 TH 的升高可能是患者体内 ROS 生成增多及氧化损伤所致。ROS 可以氧化包括膜脂在内的许多重要的生物分子。研究表明,在三氧治疗结束时关节滑液中的 AOPP 和 TH 水平显著下降,其中患者 TH 水平下降至与对照组 TH 水平十分接近,说明软骨细胞膜完整性得到了保护。

与对照组相比,膝关节骨关节炎患者在治疗前 GSH 水平明显偏低,而在三氧治疗结束时其水平依然低于对照组[(268.3±44.0)mg/L vs.(570.2±37.2)mg/L],但较治疗前水平提升超过 5 倍 [(570.2±37.2) mg/L vs. (48.9±17.0) mg/L],这表明三氧增强了膝关节骨关节炎患者关节滑液中的抗氧化水平。

SOD 是重要的抗氧化酶,其水平在膝关节骨关节炎患者治疗前的关节滑液中明显增加。SOD 具有抗超氧阴离子的毒性作用,可以对抗过度的氧化应激水平。SOD 在关节滑液中的含量增加可能是一种适应性反应,使超氧化物在歧化作用下转化为过氧化氢。在治疗结束时 TH 水平显著降低,与对照组更接近,表明三氧具有强大的氧化与抗氧化平衡作用,同时具有调节氧化-还原反应相关信号通路的能力。Ostalowska 等也发现在原发性和继发性膝关节骨性关节炎患者的关节滑液中 SOD 活性增加、谷胱甘肽过氧化物酶和谷胱甘肽还原酶增加的相似现象。

膝关节骨关节炎患者治疗前后关节滑液 MDA、PP 和 CAT 水平均无显著性变化,其水平与对照组相当。这与先前 Ostalowska 等的研究是一致的,即软骨损伤严重需要行全膝关节置换术的患者与软骨完整的膝关节软骨损伤患者的关节滑液相比,MDA 和 CAT 水平均无显著性差异。

CAT/SOD 值在治疗开始时显著低于对照组,在研究结束时显著升高,其数值接近对照组,但与对照组相比仍有统计学差异。上述结果表明三氧疗法可调节细胞氧化还原平衡。

疼痛改善方面,三氧经直肠给药 20 周和三氧关节腔内注射 15 周后的疼痛视觉模拟评分(VAS)结果如图 12-1 所示。研究开始时,VAS 评分为 9 分,在治疗结束时,下降至 1 分,说明三氧疗法可以显著缓解疼痛。

在一年的随访中,80%的患者的症状稳定于这一结果。也有人指出,三氧直肠内给药增强了关节腔内三氧注射的效果,改善了临床症状,虽然这一过程需要多次的三氧治疗,但这是一种侵入性最小、成本最低的方法。

根据研究开始和结束时关节活动度受限及肿胀分级,关节活动能力的评估结果在表 12-2 中显示。

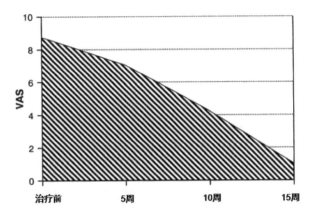

图 12-1　疼痛视觉模拟评分表（VAS）

注：所有患者接受三氧经直肠给药 20 周（1 次/日）和三氧关节腔内注射 15 周（2 次/周）后的疼痛程度改变

表 12-2　关节活动度受限及肿胀分级评估

关节功能	治疗前			治疗后		
活动受限人数百分比（%）	完全受限	部分受限	不受限	完全受限	部分受限	不受限
	20	75	5	0	43	57
肿胀分级人数百分比（%）	重度	中度	轻度	重度	中度	轻度
	35	55	10	0	5	45

在关节活动受限方面，治疗开始前完全受限的患者在三氧治疗后均得到了改善，其中 57% 的患者关节活动不再受限。在治疗结束后，无一患者出现严重的肿胀。50% 的患者仅表现为轻度至中度肿胀，而其他 50% 患者中在临床检查中未发现肿胀迹象。

治疗前 77% 的患者存在三叶草征，80% 的患者存在捻发音。治疗后只有 5% 的患者存在上述症状。

三氧治疗结束后 1 个月的影像学结果见表 12-3。三氧治疗后 40% 的滑膜炎患者严重程度均由重度减轻至中、轻度，85% 的患者在治疗后仅存在轻度滑膜炎。

表 12-3　三氧治疗前及治疗结束后 1 个月的影像学结果

影像学评估	治疗前			治疗后 1 个月		
滑膜炎人数分比（%）	重度	中度	轻度	重度	中度	轻度
	40	55	5	0	15	85

三氧关节腔内注射联合经直肠给药疗法能够减轻膝关节局部氧化应激水平、调节关节腔内氧化-还原平衡状态而缓解患者疼痛，改善关节功能。

三、膝关节腔内注射术

（一）适应证和禁忌证

三氧膝关节腔内注射术应严格掌握适应证和操作规范，加强围术期管理，预防并发症的发生。

1. 适应证　用于关节炎、软组织疼痛及合并肝肾功能欠佳或糖尿病的患者，以替代激素注射避免激素副作用。

2. 禁忌证　合并严重心脑血管疾病、呼吸功能不全、严重凝血障碍、注射部位或其附近存在血管畸形、G-6-PD缺乏症、毒性弥漫性甲状腺肿、癫痫发作或抽搐状态、早期妊娠。

（二）操作

三氧膝关节腔内注射术建议在超声引导下进行。患者常取屈膝仰卧位或坐位，膝关节屈曲70°～90°，操作前无创血压、脉率、血氧饱和度和心电图监测。常规局部消毒、铺巾后，进针点以髌骨上缘的水平线与髌骨外缘垂直的交点为进针点，经此点向内下方刺入关节腔；也可经髌韧带的任何一侧、紧贴髌骨下方向后进针。超声示针尖进入膝关节腔后，给予1%利多卡因或利多卡因与罗哌卡因混合溶液后给予三氧注射。若回抽有血说明刺入血管，则将穿刺针退出少许，改变方向后再继续进针。遇关节囊时稍有韧感，突破关节囊可有落空感。

1. 三氧浓度：三氧化水常用浓度为23μg/ml；O_2-O_3混合气体浓度为10～40μg/ml，推荐浓度为30μg/ml。可根据患者病情及治疗周期适当调整。

2. 注射剂量：三氧关节腔内注射时，常用剂量为5～15ml，可根据患者主诉进行调整。

3. 治疗前禁食6h，禁饮水2h。

四、三氧疗法与其他疗法

以往有研究显示体外 SOD_3 基因转录或 SOD 活性（如 M4043）可以减少动物模型胶原酶诱导的关节炎的严重程度。维生素可以降低膝关节骨性关节炎的发展，并增加模型动物抗氧化酶的表达。然而，维生素 E 对骨性关节炎的作用还存在争议。

　　玻璃酸钠关节腔内注射是膝关节骨性关节炎的非手术疗法之一。玻璃酸钠也称透明质酸钠，作为关节软骨和关节滑液的主要成分具有关节保护、营养及润滑的作用。膝关节骨性关节炎患者多伴有关节滑液总量及理化性质改变，其关节软骨在长期磨损后退变加剧，疼痛程度也明显增加。外源性玻璃酸钠关节腔内注射可通过营养软骨组织表面、缓冲关节应力作用从而保护关节软骨。一些研究对三氧和玻璃酸钠关节腔内注射的临床疗效做了对比，发现这两种方法均可缓解膝关节局部疼痛，但三氧较玻璃酸钠的起效时间更加迅速。还有研究表明，两者联合使用可能会有更好的疗效。玻璃酸钠关节腔内注射常引起注射局部轻度至中度疼痛，一般可持续 2～3d，而三氧关节腔内注射的局部肿胀感一般持续 2～3h。也有少数报道玻璃酸钠可引起过敏反应，对禽类和蛋类过敏者应慎用。

　　糖皮质激素是传统治疗膝关节骨性关节炎药物，可通过稳定溶酶体膜防止蛋白水解酶释放，同时可通过抗炎作用及抗免疫反应改善疼痛症状。有研究将三氧与糖皮质激素关节腔内注射进行对比，发现三氧的总体疗效优于糖皮质激素，在中期效果更为显著。三氧可降低血清中的炎性细胞因子（包括白细胞激素-1β 和肿瘤坏死因子-α）水平，较糖皮质激素表现出更持久和稳定的抗炎作用。有报道称三氧和糖皮质激素联合应用比单独应用三氧关节腔内注射更为有效。长期使用糖皮质激素可抑制蛋白激酶和透明质酸的合成，不利于关节软骨修复。可因掩盖临床症状而延误疾病的治疗，加剧关节软骨的磨损，使病情加重。传统疗法还包括镇痛药或非甾体抗炎药物治疗，难以有效控制骨性关节炎的进展，建议膝关节骨性关节炎患者采用三氧疗法进行治疗。

（钮　昆　安建雄）

第13章 三氧治疗腰椎间盘突出症

腰椎间盘突出症（DH）是指由于各种原因髓核改变正常的生理位置，突破或未突破纤维环，向椎管方向突出（图13-1），引起反复腰腿痛。腰椎间盘突出可导致脊柱活动受限、被动体位或下肢的根性疼痛。大部分患者经理疗等非手术治疗疼痛可缓解，但一部分患者疼痛剧烈，需要经有创治疗方能缓解。

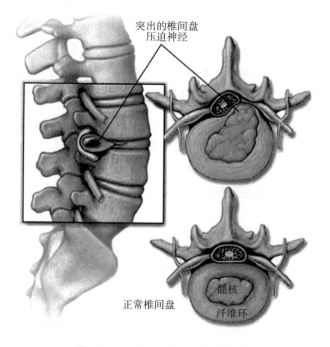

图13-1 椎间盘突出压迫神经根

腰腿痛的严重程度与腰椎间盘突出的程度没有明显相关性。随着年龄增长，椎间盘退变，椎间盘及其周围结构生物力学及生物化学方面均会发生变化。正常情况下，间盘可产生蛋白多糖、胶原蛋白，以及少量的细胞因子如白介素-1（IL-1）、肿瘤坏死因子-α（TNF-α）等。椎间盘退变早期，可见纤维环内蛋白多糖及胶原蛋白较正常时增高，推测是纤维环组织的自我修复导致。随着纤维环进一步退变，可引起基质细胞减少。正常的椎间盘分解代谢及合成代谢处于相对平衡状态，当退变发生时相对平衡被打破，分解代谢增强。因此，椎间盘退变的治疗策略应该是阻断其增强的分解代谢或是增强其合成代谢。

三氧治疗腰背痛通过抗炎、免疫调节机制，可直接对病变组织作用，缓解非手术治疗无效的腰背痛，其创伤小可避免部分患者手术治疗。外科手术创伤较大，可导致脊柱力学及脊柱功能改变、小关节病变及手术后疼痛综合征等风险。因此，三氧治疗可认为是介于非手术治疗与外科治疗之间的治疗方法。

第一节　腰椎间盘突出症的临床基础

一、临床症状

腰椎间盘突出症临床症状复杂，主要表现为腰痛、下肢放射痛、肢体麻木感、间歇性跛行、肌肉麻痹、马尾神经症状、下肢肌肉萎缩、感觉障碍与感觉异常等。

二、诊断

腰椎间盘突出症诊断应坚持病史、症状、体征、影像学检查相一致原则。

1. **典型症状**　根据腰腿痛病史、腹压增高时疼痛加剧、平卧时缓解、腰部压痛点、下肢麻木区、腱反射改变、直腿抬高试验阳性等临床表现，结合腰椎 CT 或 MRI 检查，可做出腰椎间盘突出症的诊断。

2. **不典型症状**　老年患者及合并其他疾病者症状多变，应仔细查体、阅片做出诊断。

三、治疗

治疗分为手术治疗与非手术治疗。腰椎间盘突出症是一种部分自限性疾病。病史少于 3 个月，无侧隐窝狭窄或黄韧带肥厚、突出椎间盘无钙化、非游离型突出者大部分经非手术治疗可痊愈。仅 10%腰椎间盘突出症患者需手术治疗。

第二节　三氧治疗机制

DH 引起的生物学变化多样且复杂，可出现椎间盘细胞代谢异常，包括蛋白质损伤增加，细胞外基质分子合成减少，椎间盘周围环境的稳定性破坏。椎间盘突出中的炎性机制发挥重要作用，除炎性机制外，椎间盘周围组织的细胞氧化还原反应的平衡也是重要因素，但目前对氧化还原的失平衡研究较少。

氧化预处理是三氧的一个特性，通过注射少量三氧引起轻微、短暂的氧化应激可以激发机体内源性的抗氧化系统活性、保护线粒体完整性、提高 SOD 活性、增强机体的抗氧化能力。

研究表明 DH 与结构性蛋白的损伤有关，慢性氧化应激可促进该类蛋白质的损伤。三氧的氧化应激预处理能够减轻病理性氧化应激的损伤，有研究对三氧导致的氧化应激抑制椎间盘突出引起的病理性氧化应激进行探索，阐明其是否能够通过三氧的氧化还原调节能力，减少抗氧化蛋白的损伤。该研究共入组 33 例颈椎间盘突出症及腰椎间盘突出症患者，在椎间间盘节段棘突旁开 2cm，双侧肌肉注射 O_2-O_3 混合气体（三氧浓度 20mg/L，剂量 5ml），每周 2 次，20 次为 1 个疗程。分别在治疗前、最后一次注射 24h 后抽血（空腹 12h 以上），分析生化指标。同时纳入 65 例健康志愿者（无颈腰椎间盘突出症）作为对照组。

研究评价指标包括：

1. VAS 评分。

2. 氧化应激标志物：

（1）损伤标志物：血浆磷脂酶 A（PLA）、果糖胺、MDA、过氧化电位（PP）、TH、AOPP 等。

（2）保护性标志物：GSH 的减少、SOD、CAT 活性等。

3. 影像学改变：治疗前试验组与对照组氧化应激标志物，除 CAT 外，试验组均高于对照组。其中 AOPP、TH、SOD 明显高于对照组。氧化应激标志物的变化与椎间盘突出的程度无明显相关性，73%的患者治疗前后的氧化应激标志物变化有统计学意义。27%患者三氧治疗后其氧化应激标志物无变化。73%患者治疗后疼痛明显缓解，说明退变的间盘可释放或诱导炎性物质的产生，三氧治疗后引起氧化应激标志物的变化是缓解疼痛的主要因素。DH 患者间盘附近组织发生强烈的氧化应激，AOPP、MDA、PP 等均增加，MDA 可诱导赖氨酸的生成增多，从而进一步加重间盘周围组织损伤。上述实验中 TH 明显增加，TH 的增多可氧化 GSH 族蛋白质，而这一族蛋白质对维持椎间盘的完整性及稳定性有重要作用，被氧化后椎间盘的完整性及稳定性均受到影响。

此外，突出的椎间盘物质可引起神经根炎性因子表达及免疫应激反应，出现无菌性炎症，表达增高的炎性因子包括 IL-1、IL-6、TNF-α 等，这些物质均引起环氧化酶 A_2 增高，使前列腺素 E_2、白三烯、血栓素增高，使髓核营养障碍，pH 减低，供氧减少。

三氧注射后溶解在组织液中，产生大量 ROS，包括 H_2O_2、羟自由基（-OH）等。这些物质均可导致髓核溶解，水解产物吸收后可使椎间盘回缩，减轻突出的椎间盘对神经根及椎管内其他结构的压迫，从而缓解腰椎间盘突出症状。体外实验也证实三氧注射后可以引起髓核溶解。

三氧注射后还可抑制炎性反应（缓激肽、血栓素 A_2、P 物质、白介素 1~6 等均可减少）、产生镇痛作用、减轻水肿、通过释放转化生长因子（TGF-β1）、成纤维细胞生长因子（bFGF）修复髓核，从而达到缓解症状、突出物回缩的目的。通过三氧注射后局部的氧化作用及镇痛作用可消除局部肌肉痉挛、舒张血管、通过促进乳酸代谢、中和酸性代谢产物、增加 ATP、上调钙离子可促进肌肉组织新陈代谢、水肿消失。三氧还可以促进内啡肽分泌，阻断伤害性刺激向脑干及大脑皮质的传递。

神经病理性疼痛动物模型研究发现，皮下注射三氧（建模后 12h），有抗痛觉过敏及抗痛觉超敏作用、减轻促炎及促凋亡的级联反应、减轻大鼠额叶皮质星形胶质细胞由 IL-1β 介导的免疫反应，说明三氧可以预防神经病理性疼痛的发生，三氧对椎间盘突出、椎管狭窄等引起的神经病理性疼痛及三叉神经痛、带状疱疹后神经痛、幻肢痛及其他周围神经病理性疼痛均有效。

第三节　三氧治疗

一、给药途径

三氧治疗腰椎间盘突出症给药途径有椎间盘内注射、椎旁注射、硬膜外注射。

1988 年意大利医生 Verga 首先在椎旁间隙注射 O_2-O_3 混合气体治疗椎间盘突出引起的腰腿痛。同年 Muto 等也报道了在椎间盘内注射 O_2-O_3 混合气体的临床应用。硬膜外注射是通过经皮硬膜外穿刺，将三氧气体注射到病变部位附近，达到治疗椎间盘突出的目的。

1. 腰椎间盘内注射　在影像监测条件下进行。通常取脊柱中线旁开 7～8cm 处为穿刺点，常规消毒铺单，2%利多卡因局部麻醉。用 19～21G Chiba 针或多侧孔穿刺针穿刺。选择侧后方入路、小关节内、小关节间隙等途径穿刺。正侧位透视定位针尖位于椎间隙中央或后 1/3 区域。为避免增加椎间盘压力，常规不做髓核造影。

2. 腰椎旁注射　先确定腰部棘突，常规消毒铺治疗巾。距棘突旁 2～2.5cm 处做一皮丘，用带有深度标记的 12cm 7 号穿刺针垂直刺入同侧椎板外侧部位，一旦触及椎板移动套在针体的深度标记至距皮肤 1～1.5cm 处。退针且向外移动 0.5cm 或稍向外进针，连接无阻力注射器，采用阻力消失法沿椎板外沿穿刺。当针尖超过椎板，此时穿刺针深度标记刚好触及皮肤，注射空气无阻力，回吸无血或脑脊液即可注药。

3. 硬膜外注射　确定椎间隙，用 2%利多卡因局部麻醉后通过后正中入路进行穿刺，逐层进入，当穿刺针到达黄韧带时阻力增加，连接无阻力注射器，采用阻力消失法确定硬膜外腔。

二、给药途径的比较

（一）研究过程

有对照研究，入组患者均确诊为椎间盘突出症，签署知情同意书，经伦理委员会批准进行试验。

1. 椎间盘突出症诊断标准：腰痛、伴或不伴下肢根性疼痛，下肢感觉异常，轻度肌力减退，VAS 评分>6 分，改良 Prolo 功能评分平均 5 分，影像学支持腰椎间盘突出（MRI 或 CT）。

2. 入组标准：男性或女性、20～60 岁、根据诊断标准确诊为腰椎间盘突出症，腰痛和（或）下肢根性疼痛，药物或非手术治疗（按摩、针灸等）无效，病程大于 3 个月、CT 或 MRI 支持腰椎间盘突出。

3. 排除标准：影像学不支持腰椎间盘突出症、严重运动障碍和（或）括约肌功能障碍、支配下肢神经损害的进行性加重、脓毒血症、局麻药过敏、严重肝功能异常、肾衰竭、孕妇、肿瘤、近期免疫抑制治疗或抗凝治疗者。

4. 共入组 180 例患者，随机分为 3 组。

（1）间盘内：30 例患者行间盘内三氧注射治疗，每周 1 次，最多治疗 7 次。

1）浓度及剂量：三氧浓度为 26mg/L，腰椎 20ml，颈椎 10ml。

2）腰椎间盘穿刺：C 臂引导下，棘突旁开 8cm，18～20G 穿刺针穿刺。

3）颈椎间盘穿刺：22G 穿刺针，经胸锁乳突肌内侧缘、气管外侧穿刺。

（2）硬膜外间隙：25 例患者行硬膜外间隙三氧注射治疗，每周 2 次，最多 7 次。三氧浓度为 26mg/L，剂量为 5ml，18G 穿刺针采用阻力消失法盲穿。注射三氧前给予 0.5%布比卡因 1ml。

（3）椎旁+直肠给药：125 例患者行椎旁给药，配合直肠给药。椎间盘两侧旁开 2cm 肌内注射，每周 2 次，共 20 次。三氧浓度为 20mg/ml，每侧剂量为 5ml。2 个月后再注射 20 次（第二疗程）。该组患者同时行 20 次直肠三氧治疗，每周 5 次，容量及浓度递增。

1）第一周：浓度 30mg/L，容量 100ml。

2）第二周：浓度 35mg/L，容量 150ml。

3）第三周：浓度 40mg/L，容量 150ml。

4）第四周：浓度 40mg/L，容量 200ml。

（二）研究结果

1. 评价指标为临床症状及影像学改变，包括，肌力、腱反射、累及肢体的感觉变化、疼痛强度，以及改良 Prolo 功能评分，影像学改变，评价时间点为治疗前、后，以及治疗后第 12 个月。

2. 所有评估指标均量化处理

（1）腱反射（1-正常，2-不正常），感觉异常（1-无，2-有），肌紧张（1-有，2-无），放射性疼痛（1-无，2-有），VAS 评分（VAS 0～3 分为 1；VAS 4～6 分为 2；VAS＞6 分为 3），Prolo 评分（Prolo 评分 0～3 分为 1；Prolo 评分 4～5 分为 2）。总评分小于等于 8 认为治疗有效，大于 8 认为治疗无效。

（2）影像学改变：突出物缩小 50%以上为满意。

3. 对比

（1）椎旁＋直肠给药组患者 VAS 评分明显减低，治疗后 1 年随访，80%患者疼痛缓解（图 13-2）

椎旁+直肠给药治疗后经评估肌力增加，腱反射亢进减弱（表 13-1），1 年后随访仍维持在这个水平。

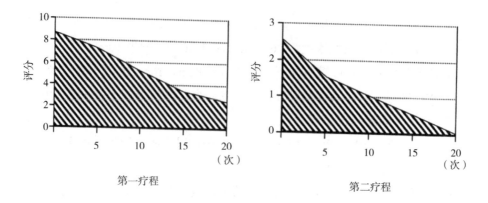

第一疗程　　　　　　　　　　　　　　第二疗程

图 13-2　第一次治疗（椎旁注射+直肠给药）后与第二疗程后（椎旁注射）VAS 比较

表 13-1　肌力与腱反射治疗前后对比

项目	治疗前	治疗后
肌力	3.57±0.920	4.86±0.35
腱反射	1.14±0.082	0.19±0.04

（2）硬膜外三氧注射组经治疗疼痛明显缓解，19 例（76%）患者治疗后 1 年疼痛维持在 0～3 分。2 例（8%）患者治疗后 1 年疼痛无明显变化。

改良 Prolo 功能评分提示：硬膜外治疗组患者疼痛明显减轻，其中 2 例患者疼痛缓解不明显。

根据评估标准，治疗后及随访 1 年后，患者肌力恢复到正常水平，无腱反射亢进，但有 3 例患者感觉减退仍存在，6 例患者仍存在根性疼痛。

（3）椎间盘内注射组患者疼痛明显减轻。治疗后当时及 1 年后随访，VAS评分：20 例（66.6%）VAS 评分在 0～3，5 例（16.6%）仍有疼痛。

改良 Prolo 功能评分提示：间盘内三氧注射组患者疼痛明显缓解，只有 1 例仍有疼痛。

临床症状评估提示，治疗后当时及随访 1 年后，椎间盘内三氧注射组患者肌力恢复，1 例患者腱反射亢进，5 例存在感觉异常，6 例仍有根性疼痛。

4. 结论：硬膜外注射及椎间盘内注射次数与疼痛缓解的研究可发现，治疗初期疼痛即可明显缓解，7 例第一次盘内注射后疼痛随即明显缓解，12 例硬膜外注射组患者两次治疗后疼痛明显缓解。63.3%的患者 1～2 次椎间盘内注射后疼痛明显缓解，1 例行 6 次椎间盘内注射。14 例硬膜外注射第 4 次后疼痛明显缓解，硬膜外组患者（76%）多在第 3～4 次注射后症状明显缓解，1 例在第 7 次硬膜外注射后疼痛明显缓解。

对比三种治疗方法发现，患者临床症状缓解（量化评分≤8）及影像学改善（突出物缩小 50%以上）在硬膜外组、间盘内注射组、椎旁+直肠三氧组患者分别为60%、63.4%、53.6%，无明显统计学意义。

三组患者中大部分患者疼痛均有明显缓解，硬膜外组、间盘内注射组、椎旁+直肠三氧组中疼痛无缓解发生率分别为 16%、10%、6.4%。所有治疗均无明显副作用发生。

椎旁+直肠三氧组中 1 例患者为 $L_{4\sim5}$ 椎间盘突出，在治疗后第 8 个月复查 MRI显示，原先突出的椎间盘回缩。

如果将临床症状和影像学改变同时作为评价指标，硬膜外组、椎间盘内注射组、椎旁+直肠三氧组分别为 60%、63.4%、53.6%，无统计学差异。如果仅将临床症状作为评价指标，硬膜外组、椎间盘内注射组、椎旁+直肠三氧组有效率分别为 76%、80%、86.4%。

该研究结果表明椎旁+直肠三氧可明显减轻椎间盘突出症状，虽然注射三氧剂量最多，但创伤最小且最为经济。硬膜外注射及椎间盘内注射同样可明显缓解椎间盘突出症状，但硬膜外注射可避免医师及患者的 X 线暴露风险。

疗效差的患者均为突出物钙化、严重椎管狭窄及复发的腰椎间盘突出症者。三氧注射后无早期或迟发的神经损伤、感染等并发症，三种给药方法均可在门诊进行，无须住院。

通过实验可得出以下流程图（图 13-3）。椎旁+直肠三氧适用于 VAS 评分小于 6 分患者，经椎间孔硬膜外注射三氧及椎间盘内注射三氧适用于 VAS 评分 6分以上患者。

在椎间盘突出早期存在氧化-还原状态的失衡，当突出产生的无菌性炎症进一步破坏这种平衡，使机体无法代偿时则出现腰椎间盘突出症。TH、MDA 等小分子的过氧化物在椎间盘突出时由于供给纤维环的血管扩张，可通过扩张的血管渗透到椎间盘内。椎间盘内的胶原蛋白及其他正常组织是 ROS 的攻击目标，从而引起椎间盘损伤、失去缓冲作用、脊柱力学改变、神经根受压、出现严重的临床症状。三氧注射后，一方面可以促进氧化-还原的平衡；另一方面，通过抑制磷脂酶 A_2的产生，阻断花生四烯酸-前列腺素途径，调节钙离子依赖蛋白酶活性，减低肿瘤坏死因子-α、核酸因子-κ 等活性，达到抑制炎症、减轻症状的目的。DH 患者处于严重的氧化应激状态，破坏椎间盘的稳定性及完整性。三氧可以调剂机体内环境的氧化-还原状态，避免组织因氧化应激进一步损伤，阻断多个炎性反应途径的级联反应，从而达到缓解椎间盘突出症状的目的。

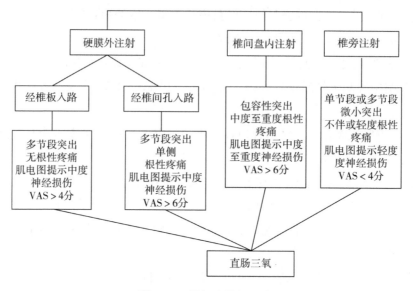

图 13-3 椎间盘源性腰痛

（赵文星）

第14章 三氧治疗自身免疫性疾病

自身免疫性疾病是指机体对自身抗原产生免疫反应而导致自身组织损害引起的一类疾病，主要有慢性炎症性肠病、类风湿关节炎、支气管哮喘、神经性皮炎、系统性红斑狼疮等。自身免疫性疾病的病因目前并不清楚，仍处于假设状态，然而发病机制几乎相似，只是病变部位不同，女性多发，主要是巨噬细胞、中性粒细胞、T 淋巴细胞对不同组织（肠道黏膜、关节、髓磷脂等）进行浸润，并大量释放活性氧和炎性细胞因子（白细胞介素-2、白细胞介素-8、白细胞介素-12、肿瘤坏死因子α、γ-干扰素等），同时减少炎症抑制性因子（白细胞介素-10、白细胞介素-11、肿瘤生长因子β1）的释放。随着对自身免疫性疾病发病机制的深入认识，部分自身免疫性疾病的治疗获得成功，但仍有较多自身免疫性疾病无法治愈，治疗后产生副作用及并发症。医用三氧能够减少炎症细胞因子的释放，减轻组织炎症反应，促进自身组织愈合改善症状。

第一节 慢性炎症性肠病

慢性炎症性肠病是病因不明的慢性非特异性的肠道炎症，严重影响患者正常生活。一般治疗方法有：①氨基水杨酸制剂，口服或者缓释剂局部给药，主要用于控制轻中型患者；②糖皮质激素，其中布地奈德具有高度黏膜亲和性且全身不良反应较少；③免疫调节药物，硫唑嘌呤、巯基嘌呤、环孢素等，它们虽有不同作用机制但都可抑制炎性因子的产生；④食物调节及生态菌群疗法等。以上常规治疗方法效果并不理想且无法根治。

医用三氧疗法尤其是三氧直肠灌注疗法既安全又有效。法国医生 Aubourg 在 1936 年首次将 O_2-O_3 混合气体注入直肠治疗慢性肠炎，取得了显著效果。三氧迅速溶解在肠道内容物中，与黏蛋白和其他有抗氧化活性的分泌物，以及未吸收的多不饱和脂肪酸残留物发生反应，产生活性氧和脂质过氧化物。H_2O_2 很容易扩散到肠道免疫细胞中，刺激免疫系统增强机体免疫，减轻炎症损伤。Hasan S 的试验表明，家兔直肠手术前进行预防性直肠三氧灌注处理，肠吻合口愈合更好，促炎细胞因子 TNF-α 和 IL-6 降低，提示三氧抗炎活性对创面愈合有积极作用。Arif A 等研究证实医用三氧对醋酸所致的大鼠急性远端结肠炎有明显改善作用，作用机制可能是三氧拮抗炎症因子的释放，减轻局部炎症、水肿，扩张血管，改善回流，进而促进血管增殖及形成。Górnicki A 等研究证实医用三氧可通过肠道吸收进入血液循环，三氧可以和组织（尤其是血液）反应促进红细胞的代谢，如激活糖的氧化旁路，增加红细胞内 2，3-二磷酸甘油酸（2，3-DPG）的含量，血红蛋白氧和曲线右移，增加组织供氧效应。同时三氧被认为是最好的局部消毒剂，即使是对抗生素有耐药性的病原体也无法抵抗三氧的杀菌作用。三氧利用过氧化作用破坏病毒衣壳或细菌细胞膜，使膜脂质和蛋白过氧化失去作用，甚至与胞质内物质以及 DNA 反应，从而抑制增殖，因此三氧直肠灌注可通过抑制有害菌群的生长调节肠道菌群，治疗慢性炎症性肠病。中国医科大学航空总医院疼痛医学中心临床应用发现，三氧直肠灌注治疗慢性炎症性肠病浓度为 30μg/ml，剂量为 300ml/次，每周治疗 3～5 次，10～12 次为 1 个疗程。1～2 个疗程后腹痛、腹泻等症状明显缓解，生活质量得到明显改善。

第二节　类风湿关节炎

类风湿关节炎是常见的自身免疫性疾病，B 细胞和浆细胞过度激活产生大量免疫球蛋白和类风湿因子，导致免疫复合物形成，并沉积在滑膜组织上，同时激活补体产生多种过敏毒素。局部产生前列腺素 E_2 可扩血管、促进炎症细胞进入炎症部位、吞噬免疫复合物及释放溶酶体、破坏胶原弹性纤维，使滑膜表面及关节软骨受损。软骨的变形和近骨关节端的破坏主要是由于 IL-1 和肿瘤坏死因子α引起的。

类风湿关节炎可引起剧烈疼痛和运动受限。治疗主要以缓解疼痛、减少炎症反应为主。方法有：①非甾体抗炎药（NSAID）；②免疫抑制剂，硫唑嘌呤、甲氨蝶呤等；③抗肿瘤坏死因子α单克隆抗体。以上治疗方法仅可暂时缓解疼痛，减轻炎症反应，并不能从根本上解决问题，且抗肿瘤坏死因子α单克隆抗体价格昂贵、毒副作用严重。动物实验表明，医用三氧可通过降低 IL-1 和肿瘤坏死因子α在 mRNA 水平的表达及氧化应激减轻关节炎大鼠的炎症反应。医用三氧治疗也可通过调控类风湿关节炎大鼠滑膜组织 Bcl-2、Bax 表达，引起滑膜细胞凋亡。临床研究发现，医用三氧联合甲氨蝶呤能够明显改善类风湿关节炎患者的疼痛，显著提高患者生活质量。膝关节退化的患者可通过多次膝关节腔低浓度三氧注射治疗缓解疼痛,且无副作用。Calunga 等在 Ozone: Science & Engineering 报道了 42 位膝骨性关节炎患者同时采用三氧直肠灌注和关节注射的治疗效果,经过 15 个疗程后,检测了患者治疗前、后滑液中的抗氧化指标含量,包括 CAT、SOD、总氢过氧化物（ROOH）和 GSH,患者的 VAS 疼痛评分由 9 分下降到 1 分,结果证实三氧有助于改善患者关节滑液的氧化平衡,刺激机体产生超氧化物歧化酶,清除体内过多自由基,使关节腔内的炎症介质得到清除,从而缓解类风湿关节炎症状,促进关节运动恢复。O.S.León 等也证实医用三氧能够重建细胞氧化还原平衡和增加腺苷可用性。中国医科大学航空总医院疼痛医学中心临床应用发现,类风湿膝关节炎患者行医用三氧关节腔注射,浓度为 30μg/ml,剂量为每次 10～20ml,每周注射 1～2 次,4～8 周后膝关节疼痛明显缓解,VAS 疼痛评分可由 5 分下降到 2 分,生活质量明显改善。1 年随访未见明显副作用。因此,医用三氧注射及直肠灌注等可作为绿色治疗方法应用于类风湿关节炎的治疗。

第三节　神经性皮炎

神经性皮炎是以剧烈瘙痒和皮肤苔藓样变为特征的常见慢性自身免疫性皮肤疾病,病因尚不明确,常与神经精神因素,精神紧张,局部生物、化学、物理刺激,胃肠道功能障碍,内分泌紊乱等因素有关。治疗药物主要有抗组胺药物及糖皮质激素等,但以上治疗药物仅可缓解瘙痒症状,不能达到根治的效果。有研究证实神经性皮炎患者中存在 Th1/Th2 细胞分化失衡,患者常表现出符合辅助性 T 细胞 2（Th2）表型的临床症状。Th2 细胞特别是白细胞介素 4（IL-4）基因的启动子区基因表达的多态性/突变已经在特应性皮炎患者中确认。另外,Th2 细胞因子的过度表达可以下调神经性皮炎患者丝聚蛋白的表达可导致一种"获得性"丝聚蛋白缺陷,最终导致或加重神经性皮炎。张英博等研究表明,医用三氧治疗可明显降低患者血中 IL-4 水平,三氧治疗 2 周后,神经性皮炎严重度评分（SCORAD）、瘙痒评分均显著下降。中国医科大学航空总医院疼痛医学中心临床应用研究发现,局部外用医用三氧水或者三氧油涂抹联合三氧自体血疗法可明显改善局部瘙痒症状,甚至可治愈神经性皮炎。三氧利用过氧化作用破坏病毒衣壳或细菌细胞膜,使膜脂质和蛋白过氧化失去作用,与胞质内物质以及 DNA 反应,从而抑制增殖。三氧治疗神经性皮炎可能与以上机制有关,也可能与三氧提高机体代谢有关。

（刘　辉）

第15章 三氧治疗外周血管疾病

外周血管主要指外周的动脉与静脉，动脉将含氧丰富的血液运送到外周组织器官，动脉血中的氧气在外周组织器官被利用后变成静脉血，通过静脉运送回心脏。通过心脏的做功，血液在血管系统中周而复始地运动，运送营养物质、排出代谢产物。外周血管系统常见疾病主要有单纯性下肢静脉曲张、静脉瓣膜功能不全、脉管炎、大动脉炎、动脉闭塞性硬化症、雷诺综合征等。三氧治疗作为综合治疗的一部分具有起效较快、治疗方便、没有耐药性等优势。

第一节 外周静脉系统疾病

外周静脉系统疾病中下肢静脉系统疾病发病率高，主要分为下肢静脉逆流性疾病，包括单纯下肢静脉曲张、原发性下肢深静脉瓣膜功能不全等；下肢静脉回流性疾病则包括下肢深静脉血栓形成等。

下肢慢性静脉疾病（CVD）发生率随年龄的增长而增加，女性发病率高于男性。我国下肢静脉疾病的患病率为 8.89%，约有 1 亿患者；每年新发病率为 0.5%～3.0%，其中静脉性溃疡占 1.5%。

一、病因与发病机制

引起 CVD 的发病原因主要有以下几种：①静脉血反流，由静脉瓣膜功能不全引起的血液逆流导致下肢静脉高压；②静脉回流障碍，因先天性或后天性因素导致近端静脉阻塞造成的回流障碍引起的静脉高压，包括深静脉血栓形成后综合征（PTS）、布加综合征（BCS）、下腔静脉综合征等；③先天发育异常，髂静脉压迫综合征（Cockett 综合征或 May-Thurner 综合征）、先天性静脉畸形骨肥大综合征也称 K-T 综合征（KTS）等；④遗传因素，虽然目前还未发现明确的遗传特定因素，但家族聚集现象提示 CVD 与遗传有关。

疾病初始阶段，静脉高压和血液蓄积可使静脉壁扩张，瓣膜与血管内皮细胞因静脉高压而受损。白细胞与内皮细胞黏附并浸润局部组织，进而引起血小板、单核细胞等聚集，产生更多的炎症介质和细胞黏附因子，形成炎症反应的放大效应，静脉瓣膜、静脉壁和微循环进一步受损加重静脉血反流，致使静脉压力持续增加。随着疾病的发展，在纡曲和扩张的毛细血管周围形成了"纤维蛋白袖套"阻碍了血氧的弥散；慢性炎症反应产生较多的基质金属蛋白酶导致细胞外基质过度降解，促进足靴区皮肤营养障碍性病变和溃疡形成等。

二、临床表现

1. 单纯性下肢静脉曲张　患者出现进行性加重下肢浅静脉扩张、隆起与纡曲，尤其以小腿内侧明显，小隐静脉曲张病变主要位于小腿外侧，发病早期患者多有酸胀不适感，同时有肢体沉重乏力、轻度水肿、久站后或午后加重、平卧后及抬高肢体后症状减轻，有时伴有小腿肌肉痉挛。部分患者没有明显不适。病程较长者在小腿及踝部皮肤出现皮肤营养性改变，包括皮肤萎缩、脱屑、色素沉着、皮肤和皮下组织硬结、湿疹和难治性溃疡，有时还会并发血栓性静脉炎和急性淋巴管炎等。

2. 原发性下肢瓣膜功能不全　可以继发浅静脉曲张，但是静脉曲张程度较轻，而且下肢水肿、色素沉着、酸胀和疼痛等症状相对严重，下肢溃疡出现早且严重。单纯下肢静脉曲张的患者约有 60% 伴有原发性下肢深静脉瓣膜功能不全，但深静脉血反流轻微，可以通过容积描记、彩色多普勒和静脉造影加以鉴别。

3. 下肢静脉深静脉血栓形成后综合征　起病前有患肢突发肿胀等深静脉血回流障碍表现，早期浅静脉曲张是代偿性症状。病程后期有血栓机化再通，造成瓣膜功能损害，产生与原发性下肢静脉瓣膜功能不全相类似的表现。

三、治疗

（一）常规治疗

1. 非手术治疗　包括弹力治疗与药物治疗。弹力治疗是穿弹力袜或用绷带外部加压，适用于大多数患者，疗效肯定。黄酮类和七叶皂苷类药物可以缓解酸胀和水肿症状。

2. 手术治疗　单纯性下肢静脉曲张可以采用硬化剂注射治疗或者大（小）隐

静脉高位结扎和曲张静脉剥脱手术等，原发性下肢深静脉瓣膜功能不全者需要修复病变的瓣膜及处理继发的下肢静脉曲张。小腿慢性溃疡可用清创、换药、植皮及皮瓣转移手术等方法治疗。

（二）三氧套袋治疗

CVD 的下肢慢性溃疡临床治疗比较困难。由于静脉高压、慢性炎症等原因导致毛细血管周围形成了"纤维蛋白袖套"，妨碍了血氧的弥散，导致溃疡面难以愈合。三氧套袋治疗在加速溃疡创面的愈合、控制创面感染等方面具有其他治疗方案难以达到的优势。

三氧套袋治疗时为了避免患者吸入三氧气体需要选用规格合适、密闭、抗三氧氧化的塑料袋。由于三氧在潮湿的环境中具有消毒作用，所以治疗时需要将治疗部位的皮肤以及塑料袋用蒸馏水湿润。将塑料袋套在需要治疗的部位，然后用独立的负压吸引器将塑料袋内的空气吸出后将浓度合适的 O_2-O_3 混合气体注入抗三氧氧化的塑料袋内。

高浓度三氧可以杀灭细菌、病毒等病原微生物，低浓度三氧则可促进细胞再生。高浓度的三氧建议用 $60\mu g/ml$，低浓度的三氧建议用 $8\sim20\mu g/ml$。治疗时先用高浓度三氧进行约 5min 的消毒，然后将塑料袋中的气体抽出，再用低浓度三氧。治疗时间为 $15\sim30min$，残余三氧经净化装置处理还原为氧气后安全排放。

三氧套袋治疗慢性溃疡能够缩短溃疡的愈合时间。沃玚等将 44 例有感染创面的患者随机分为三氧套袋组和常规换药组，每组 22 例。常规换药组采用常规方法进行伤口换药，三氧套袋组在常规换药的基础上对病变部位用医用三氧套袋治疗。两组创口面积大小、感染程度基本相同，具有可比性。医用三氧浓度为 $50\mu g/ml$，小创面 $50\sim60ml$，大创面 $100\sim120ml$。三氧套袋组平均治愈时间为 6d，常规换药组平均 12d，三氧套袋组愈合时间明显缩短，$P<0.05$。三氧套袋组总有效率为 95.45%，而常规换药组总有效率 63.63%，两组疗效具有显著性差异（$P<0.05$），见表 15-1。

表 15-1　三氧套袋组与常规换药组疗效比较（$n=22$）

组别	显效（例）	有效（例）	无效（例）	总有效率（%）
三氧套袋组	12	9	1	95.45
常规换药组	8	6	8	63.63

（三）三氧自体血治疗

三氧自体血治疗能够减轻慢性静脉功能不全的症状，如下肢疼痛、下肢肿胀、慢性溃疡等。俄罗斯学者采用三氧自体血治疗下肢静脉功能不全时发现三氧自体血治疗能够减轻疼痛、缩短疼痛时间、加速创面愈合，患者的疼痛时间缩短（3.1±0.6）d。

（四）三氧化油与三氧化水

三氧化油疗法，即通过向慢性静脉溃疡面上喷洒或涂布三氧化油的治疗方法。罗马尼亚的 Solovăstru 等通过随机对照试验比较了三氧化油联合α-没药醇与使用维生素 A、维生素 E、滑石粉和氧化锌的乳膏治疗下肢慢性溃疡的临床研究。笔者在研究中收集了 29 例大于 2 年的下肢慢性溃疡的病例，治疗 30d 后比较两种方法的效果，结果表明三氧化油组完全治愈率达到 25%，而对照组没有完全治愈的病例（$P < 0.05$）。皮肤的慢性溃疡使用三氧化水清洗创面可加速创面愈合，与三氧化油作用类似。

第二节　外周动脉系疾病

常见的外周动脉系疾病有下肢动脉硬化闭塞症、血栓性闭塞性脉管炎、雷诺综合征等，以及其他特殊器官的疾病，如颅内外动脉闭塞、肠系膜动脉闭塞等。

一、下肢动脉硬化闭塞症

下肢动脉硬化闭塞症（ASO）是在动脉粥样硬化基础上发生的下肢动脉闭塞性疾病，可导致间歇性跛行、静息痛、肢端溃疡和肢体坏疽。随着生活水平的提高和老龄化趋势的加重，下肢动脉硬化闭塞症的发生率逐年上升，70 岁以上人群患病率达到 15%～33.8%。

（一）病因与发病机制

病因目前不清楚，血管内膜损伤、脂质代谢紊乱以及血流动力学紊乱可能在动脉硬化过程中起重要作用。易感因素包括糖尿病、高脂血症、吸烟、高血压和血浆纤维蛋白原升高等。

动脉硬化的病理变化先起于动脉内膜再延伸至中层，一般不累及外膜。发病可能与动脉内膜损伤有关系。内膜损伤后暴露深层的胶原组织形成血小板和纤维蛋白组成的血栓，或者内膜通透性增加低密度脂蛋白和胆固醇集聚在内膜下，进而局部形成血栓并纤维化、钙化成硬化斑块。脂质不断沉积，斑块下出血凝固，病变处管壁逐渐增厚，管腔狭窄最终闭塞。斑块表面如果形成溃疡，碎屑脱落常栓塞远端细小的分支动脉，造成末梢动脉床减少，肢体远端缺血坏死。

（二）临床表现与诊断

本病好发于中老年人。下肢 ASO 的主要症状有间歇性跛行、静息痛等。下肢 ASO 的主要体征有肢端皮温下降、皮肤菲薄、毛发脱落等营养障碍性改变，下肢动脉搏动减弱或消失，肢体溃疡或坏疽等。

1. 症状

（1）间歇性跛行：指下肢运动后产生的疲乏、疼痛或痉挛，常发生在小腿后方，导致行走受限，短时间休息后（常少于 10min）疼痛和不适感可缓解；再次运动后症状又出现。跛行距离可反映缺血的程度。

（2）缺血性静息痛：指患肢在静息状态下即出现的持续性疼痛，是下肢 ASO 引起肢体严重缺血的主要临床表现之一，预示肢体存在近期缺血坏死风险，已有组织坏疽者往往伴有严重静息痛。

2. 主要诊断标准　①年龄＞40 岁。②有吸烟、糖尿病、高血压、高脂血症等高危因素。③有下肢 ASO 的临床表现。④缺血肢体远端动脉搏动减弱或消失。⑤踝-臂指数≤0.9，踝部收缩压和臂部收缩压之比称为踝-臂指数（ABI）。其测量方法为：采用标准仰卧位测量上臂和踝部（胫后动脉或足背动脉）的收缩压，分别使用踝部和上臂的收缩压最高值，踝-臂指数的计算为足背动脉或胫后动脉收缩压的最高值与两上臂收缩压的最高值之比。⑥彩色多普勒超声、CT 血管造影（CTA）、磁共振血管造影（MRA）和数字减影血管造影（DSA）等影像学检查显示相应动脉的狭窄或闭塞等病变。符合上述诊断标准前 4 条可以做出下肢 ASO 的临床诊断。ABI 和彩色超声可以判断下肢的缺血程度。确诊和拟订外科手术或腔内治疗方案时，可根据需要进一步行 MRA、CTA 和 DSA 等检查。

（三）治疗

1. 内科治疗旨在控制危险因素和延缓疾病的进展。相关危险因素包括吸烟、高血压、糖尿病、高脂血症、高同型半胱氨酸血症和甲状腺功能减退等。有间歇性跛行的患者适当运动有助于延缓疾病发展，一般可以缓慢活动到出现下肢疼痛后停止。规律的锻炼结合戒烟等治疗是治疗间歇性跛行的基础。药物治疗主要是抗血小板药物和扩张血管药物等。

2. 当药物治疗效果不佳时，患者间歇跛行症状逐渐加重，严重影响工作和生活，当出现静息痛、缺血性溃疡或肢端坏疽时需考虑外科干预。手术方式包括动脉内膜剥脱术和动脉旁路转流术等。

3. 三氧治疗在下肢动脉性疾病的早期或者晚期均有治疗作用，在疾病早期可以延缓疾病的发展，晚期能控制疼痛、降低截肢率。此外三氧治疗还可以改善下肢动脉硬化闭塞症的代谢与凝血功能异常。

非糖尿病下肢动脉闭塞硬化症 II 期患者，可通过静脉、肌肉、直肠等不同途径给予三氧治疗。几种治疗方法的疗效没有差异，但较之于非三氧治疗（常规传统治疗方案）有显著优势。三氧治疗能够增加患者无痛步行距离，其中直肠三氧舒适度最高、不良反应最少。

俄罗斯 Makarov 等报道用三氧治疗 139 例 II 期慢性下肢缺血病例，据所选方法将患者分为 3 组。第 1 组（$n = 57$）又分为两个亚组：1a 亚组（$n = 28$）接受了三氧化生理盐水静脉滴注；1b 亚组（$n = 29$）接受三氧自体血疗法。第 2 组（$n = 62$）也分为两个亚组：2a 亚组（$n = 31$）接受三氧化生理盐水和重力疗法； 2b 组亚组（$n = 31$）接受三氧自体血治疗和重力疗法。第 3 组（对照组）为 20 名仅接受标准非手术治疗的患者。结果表明三氧化生理盐水和重力疗法亚组（2a 亚组）的患者治疗后无痛步行距离增加了 116.5%，踝-臂指数增加了 49.2%；与其他各组比较，无痛步行距离、踝-臂指数有显著性差异（$P<0.05$）。同时 2a 亚组脂质代谢方面也有变化，总胆固醇降低 21.3%，低密度脂蛋白降低 25.4%，极低密度脂蛋白降低 24.2%，三酰甘油降低 18.5%；凝血系统指标出现正常化的趋势，纤维蛋白原减少 21.8%，凝血酶原指数减少 13%，纤维蛋白单体复合物下降 18.2%，凝血时间增加 20.7%。因此，三氧化生理盐水联合重力疗法用于治疗 II 期慢性下肢缺血，可大幅增加患者无痛步行距离和踝-臂指数，并有助于纠正脂质代谢紊乱和血液凝固。

三氧疗法对于晚期下肢动脉硬化闭塞症的患者也有效。15 例因无血管再造手术条件而接受三氧治疗的 ASO 患者，三氧治疗组截肢率为 26.7%，需要手术处理的疼痛发生率为 13.3%；而对照组截肢率为 46.7%，需要手术处理的疼痛发生率为 26.7%，两组之间有显著性差异，$P<0.05$。目前收集的病例数量较少，其效果需要更大样本的验证。

纤溶与凝血不平衡是动脉硬化闭塞症发病原因之一。意大利 Coppola 等的临床研究表明，三氧自血治疗用于治疗外周动脉性疾病对凝血与纤溶无不良影响。

二、血栓性闭塞性脉管炎

血栓性闭塞性脉管炎（TBO）是一种主要累及小动静脉的慢性闭塞性血管疾病。1908 年 Buerger 首先报道该病的病理学特征，故又称为 Buerger 病。

（一）病因

TBO 的原因目前尚不清楚，可能是多种因素共同作用的结果。患者中有80%～90%的人嗜烟，戒烟后病程发展停滞。免疫因素在本病的发展中也起到了关键的作用，免疫细胞化学研究发现沿动脉内膜与中膜之间出现免疫球蛋白和补体的沉积。性激素、气温、外伤、感染、血管神经调节障碍以及血液凝固型增加等也可导致本病。

（二）临床表现

患肢发凉、怕冷是早期常见的症状。患处体表温度降低，尤以趾（指）端明显。因神经末梢受缺血性影响，患肢（趾、指）可表现为麻木或烧灼样等感觉异常。

因早期中小血管炎症和晚期动脉闭塞所致的供血不足，出现疼痛、感觉异常、发凉、肤色的改变、游走的静脉炎、肢体营养障碍直至溃疡和坏疽。其中疼痛是最主要、最突出的症状。早期因动脉痉挛、血管壁和周围组织内神经末梢感受器受到刺激而引起，程度较轻。后期是由于动脉内膜炎症，血栓形成闭塞后产生较重的疼痛。

根据病情一般分为三期：

1. **第一期** 局部缺血期，属病情早期阶段，患肢麻木、发凉、怕冷、酸胀，随之出现间歇性跛行。检查时可见患肢皮温稍低，色泽较苍白，足背和（或）胫后动脉搏动减弱，可反复出现游走性血栓性浅表静脉炎。此期引起缺血性的原因是功能性因素（痉挛）大于器质性因素（闭塞）。

2. **第二期** 营养障碍期，为病情进展期，疼痛转为持续性静息痛，夜间疼痛剧烈，患者抚足而坐不能入睡。皮温显著下降，明显苍白或出现潮红、紫斑。皮肤干燥、无汗、趾甲增厚变形，小腿肌肉萎缩，足背和（或）胫后动脉搏动消失。交感神经阻滞试验后仍可出现皮肤温度升高，但达不到正常水平。此期病变为动脉器质性闭塞，靠侧支循环尚可保持患肢存活。

3. **第三期** 坏疽期，属病情晚期。患肢趾（指）端发黑、干瘪、干性坏疽，溃疡形成。疼痛剧烈，日夜屈膝抚足而坐不能入睡。如并发感染则变为湿性坏疽，加上上述体位，可使患肢出现肿胀，严重者出现全身中毒症状而危及生命。此期动脉完全闭塞，侧支不足以代偿所必需的血供，坏死肢端不能存活。

（三）诊断与鉴别诊断

根据病史全面地体格检查，必要时辅以特殊检查，再结合血栓闭塞性脉管炎的发病特点综合分析，不难确诊并作出临床分期。脉管炎发病特点如下：

1. 好发于 20～40 岁的男性，女性罕见。

2. 患者多为吸烟者，且多半吸烟与症状加重有关。

3. 初发时多为单侧下肢，以后常累及对侧下肢，严重时上肢也可受累。初发在上肢者少见。

4. 具有下肢慢性动脉缺血的临床表现，如发凉、疼痛、麻木、皮肤染色改变、间歇性跛行、静息痛、动脉搏动减弱和消失、肢端坏死、溃疡。

5. 病情可呈周期性稳定与反复发作交替，肢端循环逐趋恶化、坏疽。

6. 有游走性血栓性浅静脉炎病史。

7. 一般无高血压、高血脂、动脉硬化或糖尿病等病史。

8. 病理改变为血管壁全层炎症，原则上看不到动脉粥样硬化的改变。

9. 动脉造影可显示血管走行突然中断，或呈竹尖样变细，看不到虫蚀状缺损影。

10. 需要与动脉硬化性闭塞症、多发性大动脉炎、糖尿病性坏疽、雷诺病、动脉血栓栓塞等进行鉴别。

（四）治疗

血栓性闭塞性脉管炎的患者应严格禁烟。患肢适当保暖，但不宜热敷以免加重缺氧、坏死。练习可促进患肢侧支循环，主要适用于Ⅰ期患者。方法：患者平卧，抬高患肢 45° 以上，维持 1～2min，再在床边下垂 2～3min，然后放置水平位 2min，并做足部旋转及伸屈活动各 10 次。如此反复运动练习 5 个来回，每日数次。

药物治疗可以选用 2.5%硫酸镁、烟酸、前列腺素 E_1 等血管扩张剂。手术治疗可以选用腰交感神经节切除、动脉血栓内膜剥除术，动静脉转流术或大网膜血管移植术等。

区域神经阻滞、腰交感神经阻滞、硬膜外神经阻滞等方法也可用于 Burger 病的治疗。

三氧自体血疗法联合硬膜外神经阻滞能够减少血栓性闭塞性脉管炎患者的症状、减少术后截肢率等。俄罗斯 Abyshov 在截肢患者中评估长时间硬膜外阻滞联合三氧自体血疗法治疗重度下肢缺血性血栓性闭塞性脉管炎的效果。该研究共纳入 125 例由于严重血栓性闭塞性脉管炎接受截肢手术的患者，分为对照组与试验组。对照组 60 例患者接受常规围术期治疗，包括抗凝血药、抗血小板药、右旋糖酐、代谢药物、糖皮质激素、血管保护剂、麻醉和非麻醉镇痛药等。试验组 65 位患者接受较长时间的硬膜外神经阻滞和三氧自体血疗法。结果发现术后早期（30d 内），再次小腿截肢的发生率对照组为 10%，试验组为 1.5%（P <0.05）；伤口 I 期愈合率对照组为 63.6%，试验组为 83.3%（P<0.05）；溃疡性缺损恢复率对照组为 62.2%，试验组为 76.2%（P <0.01）；患者对治疗结果的满意度对照组为 61.7%，试验组为 80.0%。研究表明，长时间硬膜外神经阻滞和三氧自血疗法可改善严重血栓性闭塞脉管炎患者手术的预后。

试验组中采取的干预措施是三氧自体血联合硬膜外神经阻滞，目前已有许多研究表明仅硬膜外神经阻滞也可改善预后，该研究的疗效是椎管内神经阻滞还是三氧自体血的作用，或者是两者的协同作用，需要进一步深入研究。

三、雷诺综合征

雷诺综合征是由于寒冷或情绪激动引起发作性的手指（足趾）苍白、发绀后变为潮红的一组综合征。没有特别原因者称为特发性雷诺综合征；继发于其他疾病者，则称为继发性雷诺综合征。

1. 病因：寒冷刺激和情绪激动是本病的诱发因素。相当部分患者有结缔组织病。长期使用震动工具也是本病的诱发因素。

2. 多见于 30 岁以下的青年女性，男女之比为 1∶10，常于寒冷季节发病。典型临床表现是寒冷或情绪激动后出现肢端皮肤颜色间歇性改变。发作时以单纯皮色苍白或发绀更常见，从指间开始，逐渐扩展至整个手指甚至手掌，局部发凉、麻木、针刺感或感觉减退。解除寒冷刺激后 15～30min 恢复正常。桡动脉搏动不减弱。发作间期除手指皮温稍冷和皮色略微苍白外无其他症状。发病一般见于手指，也见于足趾，偶尔见于耳郭和鼻尖。雷诺综合征另一个发作特点是对称性。少数初发为单侧，以后转为双侧。

病情一般进展缓慢，少数患者出现发作频繁、症状严重，进展较快。严重者发作持续时间长达 1h 以上，常伴有指端营养性改变，指甲脆弱、指垫萎缩、皮肤光滑、皱纹消失、指尖溃疡甚至出现坏疽。此类患者即使在温暖季节症状也不消失，环境温度稍降低或者情绪略激动即可诱发，但桡动脉、尺动脉搏动不减弱。

3. 治疗：预防发作，避免寒冷刺激和情绪激动、禁烟、避免长期使用麦角胺、β 受体阻滞剂等。

常用药物治疗一般是交感神经阻滞、扩张血管药物为主，如哌唑嗪、妥拉苏林、硝苯吡啶等药物。局部还可以使用 2%硝酸甘油膏涂抹。此外继发于结缔组织病者可以使用类固醇激素或者免疫抑制剂。

英国伦敦 St. Bartholomew 医院的 Cooke 报告，对病程大于 5 年，病情严重的 4 例雷诺综合征患者，每天发作大于 5 次并且每周发作大于 10 次，每次发作时间大于 30min 在恒温、恒湿的条件下使用加热-三氧-紫外线（H-O-U）激活的自体血治疗。

注射经过 H-O-U 预处理的自体血每天或隔天一次，持续 2~3 周。治疗后至少 3 个月内没有雷诺综合征的发作或者发作减少，手部温度升高，治疗后手部血流量增加。并且这 4 例患者的血液生化也出现改变，3 例患者的血清 6-酮-PGF1α 水平显著下降；1 例患者的血清抗 HSP65 抗体水平下降。

目前常规方法治疗严重的雷诺综合征效果欠佳，三氧治疗作为一种新的治疗手段初步显示出治疗的有效性，即使对于严重的雷诺综合征三氧疗法也显示出有效性。虽然 Cooke 报道三氧治疗用于重症雷诺综合征疗效显著，但由于病例较少，其疗效需进一步实践验证。

（方七五　安建雄）

第 16 章　三氧治疗三叉神经痛

三叉神经痛（TN）是常见的神经病理性疼痛之一，主要累及三叉神经分布区的阵发性、发作性、电击样剧烈疼痛。有研究显示原发性三叉神经痛的人群患病率为 12.6 人/10 万，多见于 50 岁以上人群，女性多于男性。三叉神经痛分为原发性与继发性两种类型，原发性三叉神经痛是指没有发现神经系统体征，没有器质性病变；继发性三叉神经痛是指发现神经系统体征，有器质性病变，如带状疱疹、肿瘤等。

第一节　临床表现与诊断

一、临床表现

1. **疼痛部位**　疼痛在三叉神经分布区，第二支和第三支比第一支更容易受影响。右侧多于左侧。

2. **疼痛性质**　疼痛为阵发性、骤然发作，如针刺、刀割、撕裂或电击样疼痛。持续 1～2min。

3. **发作时间**　间断性发作，间歇时间可以是数月或数年。

4. **诱发因素**　说话、吃饭、刷牙、吹风等均可引起疼痛发作。"扳机点"常位于唇部、鼻翼旁等，轻触或牵拉扳机点即可激发疼痛发作；患者疼痛发作时伴有同侧眼或双眼流泪及流口水或突然停止说话、进食等活动。

二、诊断

根据典型的临床表现，包括疼痛部位、性质和特点，有"扳机点"，多见于 50 岁以上。此外，三叉神经反射电生理学检测、磁共振成像、计算机断层扫描（CT）等影像学检查有助于确诊。

第二节 常规治疗

一、药物治疗

对于首次发病和症状轻、病史短的病例首先考虑药物治疗，如卡马西平、苯妥英钠、加巴喷丁等。卡马西平是治疗三叉神经痛的常用和有效的药物。但是药物治疗三叉神经痛的缺点就在于不能长期使用，长期服用可能出现记忆减退、肝肾和造血功能损害等副作用，多数患者最终会出现耐药现象。

二、神经阻滞疗法

药物治疗无效或有不良反应，且疼痛严重者可行神经干或神经节阻滞疗法。使用无水乙醇或甘油，注射部位为三叉神经半月节或周围神经干，通过破坏感觉神经细胞而达到止痛效果。

三、手术治疗

1. 半月神经节射频热凝毁损术：利用无髓鞘传导痛觉的 Aδ 和 C 类纤维与有髓鞘传导触觉的 Aα 和 Aβ 纤维对热的敏感性不同，射频热凝术在一定温度下可以只破坏痛觉纤维，保留触觉纤维。三叉神经半月神经节射频热凝毁损术的关键在于穿刺部位是否准确，目前通过 X 线或 CT 进行定位，进一步提高了穿刺成功率。常见的并发症包括角膜炎、咀嚼肌功能障碍等。

2. 微血管减压术：利用外科手段，移开与神经根有关的动脉、静脉。一旦血管被隔离，产生刺激的根源消失，三叉神经核的兴奋性随之消失，恢复正常，绝大多数患者术后疼痛立即消失。对于顽固性三叉神经痛，药物治疗无效且影像资料显示三叉神经痛与血管侵及相关时，可选用微血管减压术治疗。并发症包括面部感觉缺失、麻木性疼痛、感觉迟钝、颅内感染或血肿、脑脊液漏等。

3. 三叉神经感觉根切断术：在小脑脑桥角切断三叉神经感觉根，不损伤运动根可保留面部部分触觉。容易伤及面神经引起周围性面瘫。术后可发生头痛、头晕、呕吐等症状。该手术危险性大，死亡率高。

4. 伽马刀治疗：采用立体定向原理，通过多弧多野空间聚焦的方法，将伽马射线全方位汇聚于三叉神经根，形成照射焦点，一次性大剂量（70～90Gy）照射，达到缓解三叉神经痛的目的。

第三节　三氧治疗

一、病例选择

选择年龄大于 18 岁、已确诊的三叉神经痛，且疼痛 VAS 评分≥4 分的患者，排除有严重心、脑、肝、肾等疾病及甲亢、G-6-PD 明显缺乏、孕产妇、严重精神障碍、血小板减少的患者。

治疗前常规进行血常规、生化、心电图、胸片、头颅磁共振等检查，神经科的专科检查，如面部相应神经支配区域的皮肤温度、痛觉、温度觉、触觉和肌肉运动功能。

二、操作

（一）定位

患者仰卧于治疗床上，头略微后仰。监测患者的心率、脉搏、脉氧饱和度及血压等指标。根据术前设计的穿刺途径（前侧入路穿刺法）在 C 形臂下进行定点并标记。以患侧口角外 2.5cm 为穿刺点标记，以该点分别向患侧颧弓中点及患侧瞳孔方向做直线。按常规消毒、铺巾。

（二）常规实施镇静镇痛术

局部穿刺点 1%利多卡因局部麻醉后，用 22G 穿刺针（30mm）进行穿刺，C 形臂下进行穿刺针位置定位，影像资料显示穿刺针在卵圆孔周围，确认位置正确未入蛛网膜下腔和血管，注射 0.5%利多卡因 2ml，观察 3～5min，若无全脊麻醉现象则注入 30μg/ml 的 O_2-O_3 混合气体为 3～5ml，推注过程中密切观察患者的生命体征，推注完毕后拔出穿刺针，局部敷贴包扎。观察 30min，生命体征稳定、无气颅症状及其他不适送回病房。返病房后予以心电监护 6h，继续观察病情变化。

三、观察指标

1. 手术疗效评估　巴罗神经病学研究所（Barrow Neurologic Institute，BNI）疼痛评分评估手术疗效。

（1）Ⅰ级：无痛，无须服药。

（2）Ⅱ级：偶尔痛，无须服药。

（3）Ⅲ级：轻度疼痛，可用药物控制。

（4）Ⅳ级：轻度疼痛，无法用药物缓解。

（5）Ⅴ级：重度疼痛或疼痛未缓解。

2. 疼痛程度评估 视觉模拟评分法（VAS）评估患者的疼痛程度，VAS 评分降低大于 3 分为有效。

（1）0 分：无痛；1～3 分:有轻微的疼痛,患者能忍受。

（2）4～6 分：患者疼痛并影响睡眠，尚能忍受。

（3）7～10 分：患者有渐强烈的疼痛，疼痛难忍，影响食欲影响睡眠。

3. 治疗观察指标 面部相应神经支配区域皮肤温度、痛觉、温度觉、触觉和面部肌肉运动功能，SF-36 生活质量评估表、汉密尔顿焦虑量表（HAMA）和汉密尔顿抑郁量表（HAMD）、术后患者药物的使用情况和并发症以及发生率。

四、临床疗效

通过多中心临床治疗实践，共有 103 名患者接受三氧疗法治疗三叉神经痛。其中 58 名患者为原发三叉神经痛（A 组），另外 45 名患者为继发带状疱疹后三叉神经痛（B 组）。研究表明 88.35% 的患者术后疼痛评分明显降低。治疗 2 年后，有 83% 的患者疼痛缓解（图 16-1）。共有 6 名患者在治疗后的 2 个月至 1 年内疼痛复发。通过对患者进行 Von frey 检查，还发现两组患者的触觉在治疗后明显改善（图 16-2）。

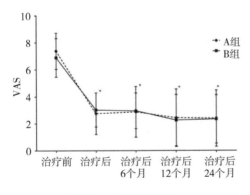

图 16-1　VAS 的改变

三氧治疗后两组患者 VAS 评分显著降低（$^*P<0.05$），同时镇痛效果能持续 24 个月。两组患者 VAS 评分在各个时间点没有差异（$P>0.05$）。说明三氧治疗对原发以及带状疱疹后三叉神经痛均有效

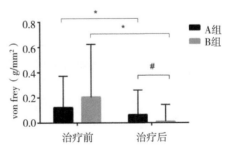

图 16-2　Von frey 的改变

治疗前两组患者的 Von frey 无明显差异（$P>0.05$），治疗后两组患者的 Von frey 较治疗前均明显降低（$^*P>0.05$）同时 A 组和 B 组的 Von frey 之间在治疗后出现明显差异（$^*P>0.05$）

穿刺相关并发症：神经损伤、出血、感染等。

三氧注射相关并发症则为气颅、注射后头痛等。

通过单因素变量分析，糖尿病、神经毁损术后、脉冲射频术后则治疗效果欠佳。

（高　蕾　陈若文）

第17章　三氧治疗癌症

1999 年于保法率先在国内将三氧疗法用于癌症治疗。近 20 年来，三氧自体血疗法与直肠三氧灌注等多种三氧疗法辅助治疗肿瘤在国内得以推广。虽然三氧抑制肿瘤生长限于实验研究缺少循证医学证据，临床上对三氧治疗是否延长肿瘤患者寿命结论也不一致；但数据显示三氧治疗可以减轻疲劳，改善晚期患者生活质量，减缓死亡。

一、对肿瘤细胞的直接效应

三氧可抑制肿瘤细胞的生长。Sweet 等发现在体外实验中，肿瘤细胞的生长可被三氧抑制，正常细胞生长不受影响。将 4 种不同细胞暴露在不同浓度三氧化水中 8d，肿瘤细胞增殖显著下降，而肺成纤维细胞未有明显损伤，可能因为正常细胞对三氧的氧化具有较强的防御机制。Kohel 等在动物实验中也发现三氧化水可使肿瘤组织坏死而正常组织无受损。Peirone 则对 HPV-16 转基因鼠进行三氧腹腔注射，发现对照组癌变率 85.7%，而三氧组癌变率仅为 28.6%，提示三氧在肿瘤治疗中有价值。在临床上三氧可通过直接注射肿瘤瘤体内发挥细胞毒性作用，皮肤的恶性肿瘤可用三氧气、三氧化水和三氧化油浸润。

三氧可增加肿瘤细胞对化疗药物的敏感性。有研究应用 25μg/ml 的 O_2-O_3 混合气体处理人神经母细胞瘤细胞系（SK-N-SH 和 SK-N-DZ），证明了经三氧处理后能够抑制这两种肿瘤细胞生长，扰乱细胞周期。研究还发现相关机制可能是三氧激活 caspase-3 和裂解聚腺苷二磷酸-核糖聚合酶 1（PARP-1）而诱导细胞凋亡，增加促凋亡蛋白 Bax 的表达。三氧与化疗药物联合用药对 SK-N-SH 细胞的抑制作用较顺铂、依托泊苷更强，提示了联合三氧治疗提高肿瘤对化疗药物如顺铂、依托泊苷、吉西他滨反应的可行性。Kurt 等选用对 5-氟尿嘧啶有抗药性的大肠癌细胞，发现三氧处理能增加这种细胞的化疗敏感性，但是这些结论缺少临床研究。

二、改善肿瘤乏氧状态

肿瘤乏氧即肿瘤供氧不足。实体瘤由于生长迅速，需要从周围血管中吸收更多的氧气及营养物质以满足其增殖需要，然而肿瘤细胞的生长速度远快于其内部血管的产生速度，导致瘤体内部氧气与营养物质供应不足而出现乏氧。乏氧细胞会通过减少胞内物质合成来适应乏氧环境，这一相对静息的细胞状态可改变细胞对放射及药物的反应，使肿瘤细胞对放疗及化疗药物不敏感。另外，乏氧环境可能会促进肿瘤细胞选择转移到别的部位重新生长，导致肿瘤扩散、预后不良。肿瘤乏氧是导致肿瘤治疗失败的重要因素，通过提高氧利用度可减缓肿瘤生长，抑制转移。

一项前瞻性研究评估了三氧治疗对肿瘤氧合的影响。该研究招募了 18 名肿瘤患者进行三氧自体血治疗，隔日 1 次，每周 3 次。使用极谱针探头在第一次和第三次治疗前后测量肿瘤氧合水平。18 例患者个体间的肿瘤氧合情况无统计学意义，然而单独评估每一位患者时却有重大发现，在每个测量时间点，肿瘤组织的氧合与肿瘤组织的氧分压呈非线性负相关，但是治疗后发现肿瘤组织的氧合增加，并且与肿瘤组织的氧分压不再呈负相关，从而提示氧合作用最差的肿瘤组织获益最大。尽管使用时间很短，三氧自体血疗法仍然改善了缺氧的肿瘤组织的氧合。其他研究报道，三氧能提高红细胞的代谢使血红蛋白氧和曲线右移，增加组织供氧效应，从而增加局部的氧饱和度，提示三氧可通过改善肿瘤细胞的缺血缺氧，促进肿瘤对放疗和化疗的敏感性。

三、激活免疫作用

肿瘤的发生发展与机体免疫功能密切相关。当机体免疫功能低下时易发生恶性肿瘤，而恶性肿瘤的发展可进一步抑制患者的免疫功能。恶性肿瘤最主要的治疗方法为放疗或化疗，由于放疗和化疗对机体免疫功能具有较强的破坏作用，因此，提高患者的免疫功能和改善体质状况对肿瘤的治疗非常重要。

Siegfried 等采用高侵袭性、致死性的 VX2 肿瘤细胞构建兔肿瘤模型来检测三氧在体内是否具有抗肿瘤作用及作用机制。将 O_2-O_3 混合气体注入兔的腹腔，发现治疗组兔的存活率和肿瘤消退率高于对照组，地塞米松和环孢素联合免疫抑制可逆转以上效应，表明三氧介导的机体自身免疫监视的激活具有抗肿瘤作用。其他研究也有报道，三氧可激活免疫活性细胞，诱导机体释放肿瘤坏死因子（TFN-α）等多种免疫活性因子，这些细胞因子是机体免疫系统监视和杀灭肿瘤细胞的重要因素。

临床研究纳入 60 例食管癌放疗患者，分为对照组（放疗组）和试验组（三氧自体血疗法配合放疗组），采用流式细胞仪检测术观察两组患者治疗前后外周血 T 淋巴细胞亚群等指标的变化情况，采用 Karnofsky 功能状态评分（KPS）评价患者生存质量，KPS 值越高生活质量越好。结果发现三氧自体血疗法虽不能使患者的近期疗效提高，但可明显改善食管癌患者免疫功能，改善患者生存质量。研究提示三氧治疗在抗癌治疗中具有调节免疫作用。

四、减轻放化疗反应

（一）治疗放疗毒性反应

在肿瘤的放射治疗中，放射性皮肤损伤发生率较高，尤其是乳腺癌根治术后放射治疗、子宫内膜癌大剂量放射治疗，导致局部皮肤损伤较大甚至坏死，或发展为慢性、难治性溃疡，长期的慢性放射性皮肤损伤也可能会导致放射性皮肤癌。有报道对 20 例放射性皮肤损伤的患者采用三氧套袋疗法，治疗过程为局部消毒后用三氧盐水冲洗，润湿患处皮肤，进气端连接 O_2-O_3 混合气体，排气口连接负压吸引装置，治疗时间为 10～30min。20 例患者均在 3～10d 痊愈，急性放射性皮肤损伤出现的皮肤红斑、水疱、坏死和溃疡消失，慢性放射性皮肤损伤的皮肤萎缩变薄，毛细血管扩张，坏死溃疡消失，三氧治疗放射性皮肤损伤有显著的效果。

前列腺癌或膀胱癌进行盆腔部位放疗，高剂量的放射线有血尿、膀胱炎、直肠炎等不良反应。如急性放射性直肠炎可导致直肠出血，慢性放射性直肠炎导致慢性缺血与持续性氧化应激，继而引起黏膜萎缩和肠壁纤维化。Bernardino 等在一项前瞻性研究中纳入因前列腺癌接受放射治疗的出血性放射性直肠炎（HRP）患者 12 例，大多数患者（83%）严重程度在 3～4 级。通过直肠三氧灌注和局部应用三氧化油进行治疗，发现三氧治疗可改善持续性进展性 HRP。直肠三氧疗法作为直肠放射损伤的局部治疗方法，可改善氧化应激、血流量和缺氧组织中的氧合，对免疫炎性反应有调节作用。

Bernardino 探索了三氧对其他几种放射毒性反应的治疗作用。报道了一位用三氧治疗进行性放射性血尿的患者，膀胱内灌注三氧化水 30min，每周 3 次，也可灌注 20～25μg/ml 的 O_2-O_3 混合气体。第一周治疗后肉眼可见的血尿消失，第二周血红蛋白浓度开始每周增加约 0.5g/dl，第三周膀胱镜检查显示血尿得到有效控制。

（二）三氧减轻化疗毒性反应

有文献报道三氧疗法可增强化疗的作用，同时减少恶心、呕吐、机会性感染、口腔溃疡、脱发、疲劳和脏器功能损害等不良反应。如直肠灌注 O_2-O_3 混合气体经肝门静脉吸收入肝，缓解应用化疗药物对肝的损伤，有助于保持肠道黏膜的氧化稳定和 pH，降低化疗药物对胃肠道副作用。三氧可促进代谢，加速残留在体内的化疗药物消散。

　　一项研究探索了三氧自体血疗法联合 ECF（表柔比星+环磷酰胺+氟尿嘧啶）化疗方案治疗进展期胃癌的效果，55 例胃癌患者均采用 ECF 方案化疗，其中三氧组 28 例加用三氧自体血疗法，治疗频率为 3 次/周，连续 4 周，比较两组近期疗效、化疗后生活质量、不良反应及细胞免疫功能情况。结果两组病例虽然近期疗效相似，但三氧组相较于对照组化疗后患者生活质量评价高，肝功能损害低，细胞免疫功能明显增强。结论显示三氧自体血疗法联合化疗对改善恶性肿瘤患者的睡眠、食欲有疗效，可改善患者临床症状，提高患者的生活质量。

（张文浩）

第18章 三氧治疗口腔疾病

三氧具有强大的氧化能力，能杀灭口腔治疗器械、口腔环境及种植体和假牙表面的致病微生物。利用三氧气体、三氧化的液体或油剂进行治疗的主要优势是无创、副作用小。

最初由 The University of Warwick 的 E.Lynch 教授领导的团队在 1998 年开创了革命性的根治龋齿的方法，只需 1～10min 的三氧治疗就可以消灭致病菌，包括所有能引起感染和腐烂的细菌。

第一节 三氧在口腔保健及消毒中的应用

一、三氧的剂型

三氧用于牙科有三氧气体、三氧化水和三氧化油。

三氧气体常用于口腔修复及牙体牙髓病变，目前常用于牙周炎的治疗，效果显著。在使用三氧气体的时候应注意避免气体吸入损害人体。三氧气体杀灭病原微生物的能力优于三氧化水，3min 即可以达到灭菌目的。

为避免误吸三氧气体，工作人员应采取必要的预防措施，如检测到三氧气体泄漏应立即停止操作，检查三氧泄漏来源及是否机器故障。尽量使用硅胶管（10mm、8mm、6mm 直径的硅胶管输送到手持件）。如果手持件是单线型，用 18G 针刺穿硅胶杯并抽吸过量气体；如果手持件是双线型，打开专用吸气口，在使用三氧气体时应始终使用牙科综合治疗台，采用高真空技术，尽可能抽吸泄漏到硅胶杯外、治疗区域外的三氧气体。

定制的热成型全牙列托盘必须用硅胶印模材料以保障托盘良好的密封性。通过将出口连接到抽吸源、入口连接一个充满空气的 20ml 注射器可进行托盘密封测试。如果托盘密封好可轻易地从注射器中抽吸空气，反之则意味着托盘密封差，有泄漏的可能性，需重新密封。

如三氧气体被意外吸入，应立即执行医疗注意/转诊标准方案。

三氧化水被广泛用于口腔局部损伤、感染等，不仅能杀死病原体，还能促进伤口愈合，且比其他化学清洁剂便宜。三氧化水可用于杀灭各种口腔病原体，控制口腔感染，与传统方法相比三氧化水治疗可减少牙周袋的形成和细菌计数。三氧化水吸入呼吸道有产生毒性反应的风险。

三氧化油原材料大部分来自于古巴生产的葵花油。三氧化油对葡萄球菌、链球菌、肠球菌、假单胞菌均有一定的抑制作用，对真菌也有显著的抑制作用。

二、牙本质过敏

牙本质过敏的主因是刷牙不当、错𬌗牙和对𬌗牙脱落等。在一项100名牙本质高敏患者的研究中，50名患者使用三氧化油治疗，另50名使用安慰剂，每日局部用药。结果显示：第一次复诊，治疗组有56%的人有症状改善，安慰剂组患者症状没有改善；第二次复诊，治疗组有70%的人症状改善，对照组仅20%的人有改善；第三次复诊，治疗组有91%的患者康复，9%的患者症状改善；对照组只有10%的患者康复和30%的患者症状改善，余60%的患者症状没有变化。这些证据表明三氧化油对牙本质过敏症有治疗作用。此外，也可以使用三氧化水口腔冲洗治疗牙本质过敏。

三、根管治疗

用三氧化水冲洗口腔后，再冲洗空腔，随后髓腔内使用三氧气体（20～60μg/Nml，60s）。

首选化学/机械成型清洁技术进行操作。使用合适的针（美国皓齿公司的毛细管尖端）、100～200ml的三氧化水（8～12μg/ml）进行冲洗。每个管道用40～60μg/N ml、三氧气体灌注1～2min。在抽吸过量气体时，让输送尖端在导管内自由移动。如需要2个疗程治疗可优先选用过渡产品填充根管。在根尖周围区域注射1～2ml，5～10μg/N ml的三氧化水，如需要，重复此操作。

四、牙齿漂白

三氧仅对外源性牙着色有效，可通过抑菌作用降解附着于牙面的菌斑，也可通过氧化作用清除细菌及其产生的色素性沉着物。常规的过氧化物和三氧联合应用进行牙齿漂白时起效快、效果好。

五、处理口腔修复体

义齿树脂基托上易有菌斑的附着，白念珠菌易引起中老年人义齿性口炎。三氧化水 4mg/L，作用 30min 可完全清除白念珠菌。有研究显示超声清洁系统配合三氧除菌清洁效果更好，且不会引起义齿金属材料性质的改变。当用氨基醇类溶液对种植体表面进行消毒时，残留在金属表面的消毒液会阻碍骨整合过程。三氧可以完全清除残留的消毒液，防止种植体与颌骨之间形成纤维包膜，从而提高种植手术成功率。

六、口腔器械消毒

牙科综合治疗机供水系统内含有较多细菌，同时管道内壁有大量细菌。美国牙科协会和疾病预防控制中心都明确规定牙科综合治疗机供水系统（dental unit of water system，DUWS）水中细菌含量不得超过 200cfu/ml。Walker 等将多种消毒剂运用到 DUWS 中以比较二者的抗菌能力，结果表明三氧能减少 DUWS 中 65% 的细菌，同时降低 57.8% 的感染面积。金黄色葡萄球菌与口腔内多种化脓性感染密切相关，Estrela 等证实三氧运用到超声清洗系统中可以有效杀灭金黄色葡萄球菌。同时 Lezcano 等也发现三氧能灭活水中的粪链球菌、白念珠菌、抗铜绿假单胞菌、宋氏志贺菌等病原微生物。

三氧不仅可以用于口腔综合治疗台水路消毒，还可用于手术器械低温灭菌以及牙科诊室台面消毒。

三氧用于器械灭菌及台面消毒的操作步骤：

1. 每天用三氧化水冲洗牙科综合治疗台水路。
2. 使用三氧化水在超声波清洗器中对手术器械进行低温灭菌。
3. 用三氧化水消毒办公室柜台、台面等。
4. 用三氧化水、三氧气体消毒印模、假体、义齿、咬合板、漂白托盘、临时牙冠和牙桥、种植基牙等。

七、口腔定期保健

1. 三氧化水口腔冲洗。
2. 向刮治器液体瓶中注满三氧化水（如果适用），进行刮治操作。
3. 根据需要用三氧化水冲洗。

4. 如果需要使用三氧化油。

八、治疗轻度龈炎

1. 三氧化水口腔冲洗。

2. 向刮沾器液体瓶中注满三氧化水（如果适用），然后进行刮治操作。

3. 根据需要用三氧化水冲洗。

4. 在开始清洁/刮治操作之前可能需要使用全牙列三氧托盘。

5. 如果需要可在龈沟内涂抹三氧化油。

6. 给患者提供家庭使用的三氧化油，每天应用 1～2 次，持续 7d。

九、口腔正畸

用三氧化水彻底冲洗，并在每个牙齿矫正支架周围使用三氧气体（20～30μg/ml，30～60s）。每 3 个月重复 1 次，或根据需要治疗牙龈炎。移除正畸金属丝线和弹性体更容易通过硅树脂帽施加三氧气体，还可避免非耐三氧材料的氧化。

如果患者的身体状况（如糖尿病、免疫低下、药物副作用、老年人等）可能影响愈合过程或造成术后并发症，手术前使用三氧治疗可以减少并发症的增加。用三氧化水和三氧气体处理牙齿及周围的软组织，甚至整个口腔。

十、拔牙

1. 三氧化水冲洗口腔。

2. 移除菌斑，并用三氧气体渗透到牙齿龈沟。

3. 继续拔牙。

4. 用三氧化水冲洗牙槽。

5. 用纱布覆盖拔牙位置，使用敷料器尖端用三氧气体冲洗，同时抽吸过量的气体。用三氧化油填充牙槽。家庭使用三氧化油每天 1 次或 2 次，并根据愈合情况减少用量。

第二节　牙周病变

牙周病是一种侵袭性和隐蔽性的口腔疾病，影响和支持牙齿的组织称为牙周组织。在牙周疾病中牙龈萎缩、牙齿周围的骨质吸收。

牙周病的治疗主要是去除"菌斑"，一种软黏生物膜和菌斑内的硬钙化结石，也称"牙结石"。

三氧治疗可以是单独的治疗，也可作为联合治疗。三氧的有益生物学效应、抗微生物活性和微生物毒素的氧化性可促进组织愈合和再生，使三氧应用于多种疾病的多个阶段。其治疗牙周病的目的是：消除局部炎症，协调适当的氧代谢，重建环境，促进牙周组织的恢复。

首先用三氧化水彻底冲洗口腔，全牙列托盘应用三氧（250～500ml/min，20～45μgN/ml，5min）。龈下刮除术/根面平整。需要在牙周袋内施用三氧化水。使用适当的涂抹器（Ultradent 毛细管尖；27～25G 钝针）用三氧气体冲洗牙周袋。家庭使用三氧化油，隔日 1 次，疗程 1 周。然后重新评估，决定是否需要进一步治疗。

通过全牙列托盘、三氧化水、三氧气体和三氧化油的三氧施用总量一般规则是从高剂量开始，然后根据愈合情况逐渐减少剂量。

与治疗牙周病的经典方法，如缩放和根规划、抗生素和化学消毒剂相比，三氧治疗更有益。用三氧疗法治可减少治疗时间，更精确地消除细菌计数。

第三节　牙髓疾病

一、治疗机制

与牙髓感染有关的病变的逆转必须依靠三氧气体在治疗区域的氧化作用来完成。三氧治疗的目的是减少病变区域的微生物数量，这些微生物往往对传统疗法耐受。

三氧有强大的抗菌活性和生物组织相容性，可增加局部组织的氧合、作为牙髓病变的有效治疗手段。

在牙髓病变治疗中可以使用三氧气体、三氧化水、三氧化油。

牙髓病变治疗成功率与微生物群的减少程度密切相关。牙髓根管治疗的临床分析表明，三氧与次氯酸钠的联合应用能产生反应释放次氯酸、改善局部组织的通透性，达到更好的抗感染作用。

二、三氧治疗牙髓病变的步骤

1. 1%次氯酸钠（10ml）预处理。

2. 增加牙本质通透性——EDTA 或 10%柠檬酸（10ml）。

3. 三氧化水（8μg/ml），100～200ml。

4. 根管填充三氧化水，然后注射 40μg/ml 三氧气体（每根管 20ml）。

5. 干燥根管，使用氢氧化钙密封根管。

（伍建平　李　聪）

第19章　三氧对心肌缺血再灌注损伤的保护作用

缺血再灌注损伤（IRI）是指发生缺血的组织在恢复血流后组织损伤反而加重，甚至发生不可逆性损伤的现象。在重要脏器中，心脏耗氧量大且难以进行无氧代谢，当心肌缺血时，由于氧供给不能满足氧消耗，使心脏更容易受损伤。近年来随着冠状动脉溶栓术、经皮冠状动脉腔内成形术、心脏外科体外循环等技术的推广应用导致心肌缺血再灌注后缺血区加重的发生率越来越高，关于心肌缺血再灌注损伤（MIRI）机制方面的研究越来越受到关注，如何减轻心脏缺血/再灌注损伤也成为研究热点。三氧是一种活性氧，适量的三氧可以增强抗氧化系统的防御能力、减少活性氧的产生，有利于维持机体内氧化还原平衡状态，从而保护器官免受缺血再灌注损伤，为减轻心脏缺血再灌注损伤提供了新的方法。

第一节　心肌缺血再灌注损伤的机制

1960 年，Jennings 等首次发现缺血后再灌注造成代谢功能障碍及结构损伤加重了心肌坏死；1985 年，Braunwald 和 Kloner 提出了"心肌缺血再灌注损伤"的概念。研究发现心肌缺血后再灌注会引起超微结构改变，如质膜、肌原纤维、线粒体等结构破坏；能量代谢障碍，由于线粒体结构破坏，三磷酸腺苷（ATP）产生减少，加上 ATP 合成的前身物质腺苷、肌苷、次黄嘌呤等被冲走，使得 ATP 的含量恢复十分缓慢；引起心脏收缩功能降低，可能与氧化应激和细胞内 Ca^{2+} 超载作用于心肌收缩结构有关；引起再灌注心律失常，常表现为室性心律失常。然而 MIRI 的机制尚未完全阐明，目前主要存在以下几个观点。

一、自由基损伤学说

正常情况下，活性氧是机体的必需物质，参与合成 ATP、介导白细胞的杀菌作用，通常心脏内的少量活性氧与自由基清除系统保持着动态平衡，且活性氧的半衰期很短，一般不会对心脏造成损伤。当发生缺血/再灌注时，由于黄嘌呤氧化酶形成增多、中性粒细胞激活、线粒体功能受损等原因打破了氧自由基清除酶系统的平衡，当组织恢复血供及氧供后，氧自由基会出现爆炸式增长，产生大量氧自由基。氧自由基具有较强的反应活性，其作用于膜磷脂会破坏生物膜结构，使得膜通透性增加，流动性降低，影响物质的转运，从而产生再灌注损伤。

二、钙超载学说

1972 年，Shen 等在进行犬心脏急性缺血/再灌注试验时发现再灌注过程中细胞内 Ca^{2+} 积聚，首次提出了 Ca^{2+} 超载学说。心肌缺血、缺氧导致细胞内酸中毒，线粒体功能障碍使得 ATP 生成减少加上细胞膜受损，膜通透性增加，造成钙超载。钙超载主要通过以下方面引起缺血/再灌注损伤。

1. 线粒体内的 Ca^{2+} 与含磷酸根的化合物结合，形成磷酸钙沉积，破坏了线粒体的结构和功能，阻碍氧化磷酸化过程，导致能量代谢障碍。

2. Ca^{2+} 与钙调蛋白结合增多，激活多种钙依赖性降解酶，导致细胞膜及细胞器膜受损。

3. Ca^{2+} 超载使得黄嘌呤脱氢酶转变为黄嘌呤氧化酶，使得自由基生成增加。

4. 细胞内 Ca^{2+} 增加，通过 Na^+-Ca^{2+} 交换形成一过性内向离子流，成为暂时性内向电流，是诱发心律失常的主要原因之一。

三、能量代谢障碍学说

能量代谢障碍被认为是缺血再灌注损伤发生的始发环节。缺血时 ATP 大量分解产生腺苷、肌苷等，这些产物在再灌注时被洗脱，心肌失去 ATP 再合成的原料，加上线粒体功能受损，使心肌在再灌注后的很长一段时间内 ATP 的含量远低于正常水平。缺氧时心肌细胞迅速从有氧代谢转为无氧糖酵解，产生 ATP 显著减少，ATP 的 Na^+ 泵、Ca^{2+} 泵功能降低，心肌难以维持正常膜两侧离子浓度差，再灌注时易发生心肌水肿和钙超载，产生再灌注损伤。

四、线粒体功能障碍学说

心肌缺血再灌注过程中，线粒体膜透性转换孔(mPTP)的开放是导致线粒体损伤的重要原因之一。正常生理条件下，mPTP 处于关闭状态，但是在心肌缺血再灌注过程中造成的低氧、钙超载等条件的刺激下，mPTP 大量开放，使线粒体通透性增加，膜外小分子物质大量进入内膜，导致线粒体肿胀及线粒体外膜破裂，结构受损并造成功能紊乱。线粒体损伤后会释放存在于内外膜间的细胞色素 c 和细胞凋亡诱导因子，激活了 caspase 级联反应，引起心肌细胞凋亡，并最终导致心肌的结构和功能受损。

五、炎症学说

缺氧后再灌注使血管内皮细胞及中性粒细胞产生细胞因子、黏附因子，并释放如血小板刺激因子等炎性介质，使血管通透性增加，引发水肿、损伤内皮、血管平滑肌细胞和心肌细胞。

第二节　三氧的理化性质及生理作用

三氧的氧化能力极强，其氧化还原电位仅次于氟。研究提示，三氧对发生缺血再灌注的脏器存在保护作用，其机制可能与诱导适当的氧化应激、减轻炎症反应和提高氧利用率等方面有关。

一、三氧与氧化应激

用三氧进行干预性治疗可以增强抗氧化系统的防御能力和减少 ROS 的产生，有利于维持机体内氧化还原平衡状态。活性氧在调节生理反应方面至关重要，通常情况下，少量的过氧化物是通过线粒体电子传递过程中的电子泄漏产生的，可形成其他活性氧，如过氧化氢和羟基自由基。这些副产物可能对心血管功能存在有益作用，在一般条件下可以通过抗氧化剂被安全地代谢。但是当暴露于缺氧等环境时，活性氧的产生会显著升高，超过内源性抗氧化系统的清除能力时会导致组织损伤。

在利用三氧进行治疗时，一方面它能够溶解在血浆的水性组分中，通过与多不饱和脂肪酸（PUFA）和水反应，产生过氧化氢。另一方面它参与形成脂质三氧化产物（LOP）的混合物，启动多方面内源级联引起瞬时和适度氧化应激。这种氧化应激反应增加了介导核因子-红细胞相关因子-2（Nrf-2）的转录因子的活化，进而激活抗氧化反应元件（ARE）的转录，产生一系列抗氧化剂，如超氧化物歧化酶、谷胱甘肽过氧化物酶、血红素加氧酶-1、热休克蛋白和药物代谢的Ⅱ期酶。这些酶在临床上大多充当与多种疾病相关的自由基清除剂。研究还发现，三氧可以将不同生物标志物（如抗氧化酶，一氧化氮，2,3-二磷酸甘油酸酯）的调节联系起来，通过激活第二信使来调节抗氧化系统并改善氧化还原状态。

二、三氧与炎症反应

研究表明三氧对不同的炎症有益。将医用 O_2-O_3 混合气体注入胃肠道会降低仓鼠模型中克林霉素诱导的小肠结肠炎的致死率；使用三氧可以减少和预防动物模型中大肠埃希菌引起的肾脏系统的炎症反应；在受感染的骨骼附近局部注射三氧对慢性骨髓炎的治疗有积极作用；将 O_2-O_3 混合气体吹入腹膜在很大程度上减低了细菌引起的腹膜炎的发病率和死亡率。

三氧可以调节炎症反应，这可能是由于三氧可以与 PUFA 等抗氧化剂、H_2O_2 及各种过氧化物发生反应所导致的。一方面，H_2O_2 易扩散到免疫细胞中，可作为信号转导中的调节步骤并促进大量的免疫应答，引起干扰素、肿瘤坏死因子和白细胞介素-2 的增加。H_2O_2 还可以激活 NF-κB 和转化生长因子-β，释放免疫活性细胞因子，上调组织重塑。另一方面，低剂量的三氧可以抑制前列腺素的合成，释放缓激肽，增加巨噬细胞和白细胞的分泌，刺激 IL-8 显著增加，激活 NF-κB，从而产生 ROS 清除剂。

三、三氧与氧利用率

三氧被证明可以改善缺血组织的血液循环和氧气输送。多项研究提供的证据表明，三氧引起的慢性氧化应激通过抗氧化酶的产生可以增加红细胞的分化，并且三氧在红细胞内可增加磷酸果糖激酶的活性，增加糖酵解的速率使细胞中 ATP 和 2, 3-二磷酸甘油酸（2,3-DPG）增加。由于玻尔效应，氧合血红蛋白解离曲线向右移动，促进氧的释放。三氧通过激活感染性疾病的免疫系统以提高氧的利用率，刺激生长因子和其他介质的释放，这些因子可以重新激活免疫系统，减少血管疾病的缺血。

第三节　三氧对心肌缺血再灌注损伤的保护作用

Filippo 等首次研究发现三氧预处理对心肌缺血再灌注损伤有保护作用。其研究小组在心肌缺血再灌注之前 1h 将低浓度的 O_2-O_3 混合气体注入大鼠腹腔，然后再进行 25min 的缺血和 2h 的再灌注实验，证明了三氧预处理对心肌缺血再灌注损伤具有保护作用，并认为三氧发挥保护作用的机制可能是通过调节心肌的氧化、炎症、免疫和凋亡反应。其研究小组后续的研究发现 O_2-O_3 混合气体通过局部增加内皮型一氧化氮合酶（eNOS）的表达和随之发生的内皮祖细胞（EPCs）的招募来保护心脏免受缺血再灌注损伤。

Ahmed LA 等研究了不同浓度三氧预处理对心肌缺血再灌注损伤的影响。该小组将大鼠随机分为五组，第 1 组和第 2 组分别为正常组和 I/R 组。第 3、4 组分别接受了两种不同剂量的三氧预处理，第 5 组进行氧气预处理，研究发现两种剂量的三氧治疗在减少肌酸激酶同工酶（CK-MB）释放方面的保护作用大致相同。然而，高剂量对减少氧化应激、乳酸积累、提高髓过氧化物酶（MPO）活性和血浆 NO(x)以及保护心肌腺嘌呤核苷酸更有效。与 I/R 组相比，组织学检查也显示出更高剂量的三氧治疗效果更好。

国内学者 Meng 等继续进行三氧预处理对心肌缺血再灌注损伤保护作用的机制研究。其研究小组通过比较在大鼠心肌缺血再灌注实验前（缺血 30min 再灌注 2h）5d 对大鼠进行三氧预处理和未进行三氧预处理组的心肌细胞凋亡和线粒体损伤情况，并比较了再灌注后的抗氧化能力，发现三氧预处理可以增加抗氧化能力，并通过减弱线粒体损伤和心肌细胞凋亡来发挥对心肌 IRI 的保护作用。

三氧后处理对心肌缺血再灌注也存在保护作用，但目前相关研究较少。Ofer Merin 等采用改良 Krebs-Henseleit 缓冲液，通过升主动脉插管，对离体大鼠心脏进行灌注。15min 后，灌注停止，局部缺血维持 30min，再灌注 40min，监测基线血流动力学〔心率、左心室发展压(LVDP)、dp/dt 和冠状动脉血流〕。在再灌注过程中，11 颗心脏接受了三氧处理，8 颗心脏作为对照。在治疗组中经过 5min 的再灌注后，通过侧臂在蒸馏水中进行三氧处理。研究发现在再灌注过程中，用三氧处理的心脏比对照组有更好的恢复。

目前关于三氧对心肌缺血再灌注损伤保护作用的研究较少且不够深入，在限定的条件下三氧对心肌缺血再灌注损伤具有一定的保护作用，但其机制尚不明确，且缺乏大样本的临床试验，研究大多在动物实验水平。实验中具体的剂量、治疗时间和三氧管理的持续时间都是根据经验进行选择的，使用方法的有创性和安全浓度的未知性限制了其在临床预防心肌缺血再灌注方面的使用，三氧是否会有确切的临床效果，以及最佳的治疗剂量是什么还有待确定。此外，三氧发挥治疗作用的机制及其作用靶点，以及上下游调控均需要进一步深入研究。

即便如此，一些初步研究、许多关于三氧治疗的个案报告和许多已经接受三氧治疗的患者都取得了较好的效果,相对安全,并且价钱便宜,表明在预防心肌缺血再灌注损伤方面具有良好的临床应用前景。在未来的研究中,应该进一步探讨最适宜的干预方法和应用剂量,深入研究保护机制,并逐渐开展大样本的临床试验,使三氧可以真正用于临床预防心肌缺血再灌注损伤。

(王　芮　张东亚)

参考文献

廖阳英，旷翎，冯浩，等.2016.臭氧水疗对特应性皮炎治疗疗效及机制研究[J].中国现代医学杂志，8（16）：72-75

鲁建云，付志兵，刘胜兰，等.2018.医用臭氧油皮肤安全性评价.中南大学学报（医学版），43（2）：131-138.

秦桂芝，黄进华，潘伊枝，等.2018.臭氧制剂外用创新性治疗婴幼儿特应性皮炎.中南大学学报（医学版），43（2）：163-167.

孙妞妞，魏乐群，贺朝.2017.医用臭氧水在输卵管梗阻再通术中对输卵管及宫腔炎症杀菌效果观察.中医消毒学杂志，34（7）：634-636.

张英博，向亚平，鲁建云，等.2016.联合臭氧水治疗特应性皮炎患者的疗效及白细胞介素4、神经生长因子检测[J].中华皮肤科杂志，10（49）：736-738.

张文浩，钱晓焱，刘辉，等.2019.直肠三氧灌注疗法研究进展.转化医学杂志，8（6）：377-380.

An JX, Liu H, Chen RW, et al. 2018. Computed tomography-guided percutaneous ozone injection of the Gasserian ganglion for the treatment of trigeminal neuralgia. J Pain Res, 11: 255-263.

Anzolin AP, da Silveira-Kaross NL, Bertol CD. 2020. Ozonated oil in wound healing: what has already been proven? Med Gas Res, 10（1）: 54-59.

Babaei-Ghazani A, Najarzadeh S, Mansoori K, et al. 2018. The effects of ultrasound-guided corticosteroid injection compared to oxygen-ozone （O_2-O_3） injection in patients with knee osteoarthritis: A randomized controlled trial. Clinical Rheumatology, 37（9）:2517-2527.

Difilippo C, Luongo M, Marfella R, et al. 2010. Oxygen/ozone protects the heart from acute myocardial infarction throμgh local increase of eNOS activity and endothelial progenitor cells recruitment[J]. Naunyn Schmiedebergs Arch Pharmacol, 382(3):287-291.

Gao L, Chen RW, Williams JP. et al. 2020. Efficacy and Safety of Percutaneous Ozone Injection Around Gasserian Ganglion for the Treatment of Trigeminal Neuralgia: A Multicenter Retrospective Study. J Pain Res, 13:1-10.

Hu B, Zheng J, Liu Q, et al. 2018. The effect and safety of ozone autohemotherapy combined with pharmacological therapy in postherpetic neuralgia. J Pain Res, 11: 1637.

Ilori TO, Sun Ro Y, Kong SY, et al . 2015. Oxidative Balance Score and Chronic Kidney Disease. Am J Nephrol. 42（4）: 320-327.

Kızılay Z, Kahraman Çetin N, Aksel M, et al. 2019. Ozone Partially Decreases Axonal and Myelin Damage in an Experimental Sciatic Nerve Injury Model. J Invest Surg, 32（1）: 8-17.

Li J, Li T, Li G, et al. 2020. Select nerve root injection of ozone for the tveatmeat of phantom limb pain: Three case reports. medicile (Baltimore). 99 (16) :19819.

Lin SY, An JX, et al. 2019. Ozone Inhibits APP/Aβ Production and Improves Cognition in an APP/PS1 Transgenic Mouse Model. Neuroscience, 418:110-121.

Lin SY, Zhang SZ, An JX, et al. 2018. The effect of ultrasound-guided percutaneous ozone injection around cervical dorsal root ganglion in zoster-associated pain: a retrospective study. J Pain Res, 11:2179-2188.

Luongo M, Brigida AL, Mascolo L, et al.2017. Possible therapeutic effects of ozone mixture on hypoxia in tumor development. Anticancer Res, 37（2）: 425-435.

Murphy K, Elias G, Steppan J, et al. 2016. Percutaneous Treatment of Herniated Lumbar Discs with Ozone: Investigation of the Mechanisms of Action. J Vasc Interv Radiol, 27（8）: 1242-1250.

Owens JL, Beaudoin DA. The challenges of treating patients with trigeminal neuralgia.Gen Dent, 2018, 66（5）: 20-23.

Ozbay I, Ital I, Kucur C, et al. 2017. Effects of ozone therapy on facial nerve regeneration. Braz J Otorhinolaryngol, 83（2）: 168-175.

Rowen R J. 2018. Ozone therapy as a primary and sole treatment for acute bacterial infection: case report. Med Gas Res, 8（3）: 121.

Scassellati C, Ciani M, Galoforo AC, et al. 2020. Molecular mechanisms in cognitive frailty: potential therapeutic targets for oxygen-ozone treatment. Mech Ageing Dev, 186:111210.

Sconza C,Respizzi S,Virelli L,et al. 2020. Oxygen-Ozone Therapy for the treatment of knee osteoarthritis: a systematic review of randomized controlled trials. Arthroscopy, 36（1）: 277-286.

Song M, Zeng Q, Xiang Y, et al. 2018. The antibacterial effect of topical ozone on the treatment of MRSA skin infection. Mol Med Rep, 17（2）: 2449-2455.

Ugazio E, Tullio V, Binello A, et al. 2020. Ozonated Oils as Antimicrobial Systems in Topical Applications. Their Characterization, Current Applications, and Advances in Improved Delivery Techniques. Molecules. 25（2）: 334.

Wang Y, Liu L, Hu W, et al. 2006. Mechanism of soluble beta-amyloid 25–35 neurotoxicity in primary cultured rat cortical neurons. Neurosci Lett, 618:72-76.

Wu X, Liu X, Huang H, et al. 2019. Effects of major ozonated autoheamotherapy on functional recovery, ischemic brain tissue apoptosis and oxygen free radical damage in the rat model of cerebral ischemia. J Cell Biochem, 120（4）: 6772-6780.

Yu I , Tetsuhiro T , Yoko Y , et al. 2018. Physiological and pathophysiological role of reactive oxygen species and reactive nitrogen species in the kidney. Clin Exp Pharmacol Physiol, 45（11）: 1097-1105.

Zanardi I, Borrelli E, Valacchi G, et al. 2016. Ozone: a multifaceted molecule with unexpected therapeutic activity. Curr Med Chem, 23（4）: 304-314.

İlhan B, Doğan H. 2020. Novel comlication of ozone therapy: Massive emphysema and pneumomed-Tastinum. Am J Emerg Med, S0735-6757 (20) 30187-X.

附录1　三氧自体血疗法专家共识

（中华医学会麻醉学分会疼痛学组、中国医师协会麻醉医师分会、中国民族医药学会疼痛分会三氧学组）

三氧自体血疗法（ozonatedautohemotherapy，O_3-AHT，又名 major ozonatedautohemotherapy 或 major autohaemotherapy）从本世纪初开始在我国逐渐开展，由于缺乏可借鉴的中文指南或专家共识，不仅存在不规范临床行为，甚至有滥用倾向。为此我国三氧医学相关专家组织撰写三氧自体血疗法专家共识。本共识文献主要来源于 PUBMED 数据库及参与编写专家的临床实践。

三氧医学是指利用气态、液态或固态的医用三氧，通过不同途径用于人体，以达到预防和治疗疾病目的的应用学科。O_3-AHT 是将一定浓度氧气和三氧混合气体与自体血等容量混匀，再回输到体内的一种疗法。

一、绝对禁忌证

1. 葡萄糖-6-磷酸脱氢酶缺乏症（蚕豆病）。
2. 毒性弥漫性甲状腺肿（Graves 病）。
3. 血小板减少低于 50×10^9/L、严重的凝血障碍。
4. 严重的不稳定性心血管病、急性心肌梗死。
5. 急性酒精中毒。
6. 大量失血、急性出血、贫血（<90g/L）。
7. 水、电解质紊乱。
8. 癫痫发作。
9. 血色素沉着病、接受铜或铁剂治疗的患者。
10. 抗凝剂（枸橼酸钠）过敏。
11. 妊娠。
12. 严重肝功能不全。

二、相对禁忌证

1. 女性月经期。

2. 未成年人不建议做 O₃-AHT，建议用三氧直肠灌注替代。

3. 年龄上限无严格规定，80 岁以上老年人可选用三氧直肠灌注替代。

三、O₃-AHT 期间相关药物影响

1. 治疗期间不建议口服维生素或抗氧化剂，但治疗前后可以服用。

2. 血管紧张素酶抑制剂：可能增加血管紧张素酶抑制剂降压作用而导致病人血压过低。

3. 抗凝药物：不推荐使用抗凝药物期间进行 O₃-AHT。

四、临床应用建议

根据循证医学证据及专家临床经验，本共识将 O₃-AHT 治疗疾病按适应证、效果不确定疾病、正在研究疗效及安全性的疾病和不建议开展的疾病等进行分类。

根据循证医学（EBM），参考美国预防服务工作组及牛津循证医学中心疾病证据等级制定方法，将 O₃-AHT 治疗的疾病分为四类。

A 级证据：有良好的科学证据证实 O₃-AHT 的临床益处远超过潜在的风险。基于随机对照试验的系统回顾、同质性队列研究的系统评价或同种病例对照研究的系统评价。

B 级证据：至少公平的科学证据表明 O₃-AHT 的临床益处大于潜在的风险。基于个体随机置信区间小、队列研究或病例对照研究。PUBMED 数据库均可查到相关文献。

C 级证据：至少有公平的科学证据表明 O₃-AHT 能够提供的临床益处，但利益风险不能确定。基于没有明确的批判性评价的专家意见、病例报告，或基于生理学、实验室研究，或"基本原则"，或描述性流行病学。PUBMED 数据库均可查到相关文献。

D 级证据：主要根据 O₃-AHT 编写组专家临床实践，PUBMED 数据库暂无相关文献支持。

（一）适应证

A 级证据：无。

B 级证据：

1. 慢性肝炎。

2. 下肢动脉缺血。

3. 突发性耳聋。

4. 年龄相关性黄斑变性（萎缩性）。

C 级证据：

1. 哮喘。

2. 多发性硬化。

3. 头痛。

4. 痛风。

5. 脑梗死。

6. 骶髂关节炎。

7. 带状疱疹后神经痛。

8. 癌症辅助治疗。

D 级证据

1. 慢性缺血性心脏病。

2. 失眠。

3. 类风湿。

（二）效果不确定疾病

1. 呼吸衰竭　个案报道 O_3-AHT 对改善呼吸衰竭症状有效果，需要更多临床研究证据支持。

2. 肾功能衰竭　有文献报道 O_3-AHT 可以增加肾小球过滤，需要更多临床研究证据支持。

3. 银屑病　临床实践 O_3-AHT 对部分银屑病有效，但也有少部分病人病情反而加重。

4. 高脂血症　O_3-AHT 对部分高血脂病人疗效显著。

（三）正在研究疗效和安全性的疾病

1. 系统性红斑狼疮、干燥综合征、皮肌炎、硬皮病、强直性脊柱炎等免疫性疾病，从机制上推断 O_3-AHT 有效，临床实践也发现部分病人有效，但需要更多临床经验和循证医学证据。

2. 帕金森病、亨廷顿氏病、克-雅病、小脑萎缩等神经退行性疾病：已证实

O_3-AHT 对多发性硬化病有效，对其他神经退行性病变的疗效不明确。

3. 呼吸系统（呼吸系统肿瘤除外）：目前仅有证据 O_3-AHT 对哮喘有效，其他呼吸系统疾病的疗效有待研究。

4. 泌尿、消化、生殖系统疾病：尚无 O_3-AHT 对这三个系统常见病疗效的证据。

（四）不建议开展疾病

1. 血液系统疾病。

2. 甲状腺功能减退。

3. 肺栓塞。

五、主要风险

1. 抗凝血药：抗凝血药偏少会引起血栓，而过量会导致凝血功能障碍。

2. 气体栓塞：操作不当可能造成气体进入血管，形成气体栓塞。

3. 对高龄及心功能不全患者，引血或回输过快有诱发心力衰竭的可能。

六、副作用及并发症

1. O_3-AHT 可能加重银屑病症状，并出现皮肤水肿，甚至有报道 O_3-AHT 导致银屑病死亡 1 例。

2. 三氧化自体血回输过程出现低血压、口服 ACEI 药物患者，低血压发生几率增高，此类患者实施 O_3-AHT 时应全程监测血压。

3. 可能诱发急性冠脉综合征和急性心肌梗死。

4. 慢性肾衰竭合并糖尿病患者，O_3-AHT 可能诱发高血钾。

七、操作流程

1. 每个疗程开始前，应检查血常规、凝血、生化、甲状腺功能和传染病。

2. 建议治疗前 1h 饮水≥300ml，利于血液稀释和引血。

3. 核对病人信息，常规监测脉搏血氧饱和度，急救设施和药品处于备用状态。

4. 病人取坐位或仰卧位，首选肘静脉、正中静脉和贵要静脉等大静脉。

5. 建议按 1.2～1.3ml/kg 计算采血量，为方便临床应用，通常采血 100ml 与 25ml 抗凝血药混合，也即抗凝血药与血液容量按 1∶4 比例混合。

6. 推荐三氧浓度为 10～40μg/ml，可以从低浓度开始，随治疗次数增加逐渐提高；三氧混合气体与血液容量按 1：1 比例混合，气体与血液混合后，缓慢摇匀 3～5min，避免剧烈振荡。

7．三氧化血回输速度为 75～150 滴/分（5～10ml/min）。推荐将 100ml 三氧化血 20min 内输回体内。回输速度按先慢后快的原则进行调节。

8．建议拔除套管针后按压 5min 以上，留观 15min 左右。

八、治疗参数及注意事项

1．治疗频率：每天 1 次，或每周 1～3 次。

2．疗程：每个疗程 10 次，每年两个疗程或更多。

3．O_3-AHT 过程中所有接触三氧的容器和管路均应选用抗氧化材料或玻璃器皿。

4．严禁将任何气体直接注入血管。

*：最终三氧在水中的浓度。在水中的三氧最终浓度一般对应于三氧气体浓度的 1/4（25%）。C.浓度（μg/ml）；V.体积（ml）

［引自：《转化医学杂志》，2018，7（6）：326-321］

附录 2　直肠三氧灌注疗法专家共识

（北京医学会麻醉学分会转化医学学组、中国民族医药学会疼痛分会三氧医学学组、中国医师协会神经调控专业委员会电休克与神经刺激学组）

直肠三氧灌注（ozone rectal insufflation，O_3-RI）疗法是指将医用三氧注入直肠作用于人体，以达到治疗和预防疾病目的的一种疗法。O_3-RI 不仅对肠道局部有治疗效果，同时也是一种全身疗法，具有损伤轻微、风险小、成本低、操作简单等优点。近年有关 O_3-RI 的动物实验与临床报道越来越多，但缺乏可借鉴的中文指南或专家共识。本共识由专家组依据 Pubmed、中国知网等数据库文献及编写专家的临床实践经验撰写，主要介绍直肠三氧气体灌注疗法，不包括三氧化水灌肠治疗

一、O_3-RI 作用机制

O_3-RI 的局部作用体现为三氧对肠道的影响，首先三氧的强氧化性可直接杀灭病原体，平衡肠道菌群，改善腹泻等肠道感染症状；三氧也可促进肠道损伤部位愈合。O_3-RI 的全身作用则体现在三氧与肠道内黏蛋白和分泌物等发生反应，进而生成活性氧（ROS）和脂质过氧化物（LOPs）等。ROS 不被吸收入血，在肠道内可逐渐衰减，而 LOPs 会被吸收进入循环系统，发挥抗病毒、改善血液循环、促进代谢、调节免疫和提高全身抗氧化能力等作用。

二、适应证

根据循证医学，参考美国预防服务工作组及牛津循证医学中心疾病证据等级制定方法，将 O_3-RI 治疗的疾病证据等级分为 4 类：

A 级证据：有良好的科学证据证实 O_3-RI 的临床益处远超过潜在的风险，基于随机对照试验的系统回顾、同质性队列研究的系统评价或同种病例对照研究的系统评价。

B 级证据：至少公平的科学证据表明 O_3-RI 的临床益处大于潜在的风险，基于个体随机置信区间小、队列研究或病例对照研究，Pubmed 数据库可查到相关文献。

C 级证据：至少有公平的科学证据表明 O_3-RI 能够提供的临床益处，但利益风险不能确定，基于没有明确的批判性评价的专家意见、病例报告，或基于生理学、实验室研究，或"基本原则"或描述性流行病学，Pubmed 数据库可查到相关文献。

D 级证据：主要依据 O_3-RI 编写组专家临床实践，Pubmed 数据库暂无相关文献支持。

特别说明：三氧用于全身治疗，三氧自体血疗法（ozonated autohemotherapy，O_3-AHT）时三氧与血浆反应产物直接回输入血，可直接作用于免疫细胞等血细胞，而 O_3-RI 时三氧先在肠道内产生反应，有些反应产物随后被吸收入血，可能在药效上更为缓和。但是根据三氧作用机制的相似性，我们推断 O_3-AHT 部分适应证和禁忌证与 O_3-RI 相同。

（一）A 级证据

无。

（二）B 级证据

1. 急性或慢性病毒性肝炎（乙型、丙型）。

2. 溃疡性结（直）肠炎。

3. 感染性肠炎。

4. 放射性直肠炎。

（三）C 级证据

1. 糖尿病足（O_3-RI 联合局部套袋气浴）。

2. 肝硬化。

3. 肝损伤。

4. 哮喘。

5. 纤维肌痛症。

6. 类风湿关节炎。

7. 多发性硬化。

8. 癌症辅助治疗。

（四）D 级证据

1. 细菌性胆囊炎。

2. 带状疱疹。

3. 尖锐湿疣。

4. 疲劳失眠。

三、禁忌证

1. 葡萄糖-6-磷酸脱氢酶缺乏症（蚕豆病）。

2. 甲状腺功能亢进症（Graves 病）。

3. 癫痫发作、抽搐状态。

4. 急性酒精中毒。

5. 血小板减少低于 50×10^9/L、严重的凝血障碍。

6. 不稳定性心血管病、急性心肌梗死。

7. 妊娠。

8. 女性月经期。

9. 严重内外痔。

10. 重度肛裂。

四、临床应用建议

1. 在各种形式的三氧疗法中，推荐 O_3-RI 作为三氧全身使用和直肠局部病变的一线方法。

2. 替代 O_3-AHT，用于需要三氧全身治疗但 O_3-AHT 有风险或有困难者：如未成年与老年患者，静脉输液路径困难、凝血障碍及抗凝血药（枸橼酸钠）过敏患者等。

3. 联合治疗

（1）可以与其他形式的三氧治疗相结合，如肌肉、关节、神经节、神经根、椎间盘、胸腔、腹腔、阴道、尿道、膀胱及套袋气浴等。

（2）可以协同其他氧化疗法（紫外线、过氧化氢等）；联合激光治疗、磁疗、针灸、透热疗法、理疗等。

4. 不建议治疗期间使用维生素或抗氧化剂（如维生素 C、谷胱甘肽等），抗氧化药物可能会干扰三氧作为强氧化剂的作用及疗效，但疗程前后可以应用。

5. 不建议治疗期间使用血管紧张素转换酶（ACEI）抑制剂，三氧可能会增加
ACEI 降血压作用。

五、安全性、副作用及并发症

至今尚无 O_3-RI 相关危险性报道。浓度高于 40μg/ml 的三氧可能损害肠上皮
细胞和肠杆菌，高浓度三氧或注入三氧速度过快也可能会出现腹胀、腹痛等不适。
O_3-RI 结束后可能出现腹胀、排气、腹痛、便秘、恶心、厌食、头痛等。

六、操作流程

（一）环境准备
治疗室空气消毒达到标准（空气培养细菌菌落数＜5cfu/m^3）。

（二）设备准备
监护仪、医用三氧发生器、外接氧气瓶等均处于完好开启备用状态。

（三）耗材准备
一次性灌肠包、一次性 50ml 注射器、过滤器、清洁剪刀、治疗巾等。

特别提示：治疗过程中接触三氧的注射器和导管等耗材均应选用抗氧化产品。

（四）患者准备
治疗前一晚吃半流质食物，治疗当天晨起空腹。治疗前排空肠道。

（五）治疗步骤

1. 核对：治疗前确认患者身份；确认无禁忌证。

2. 体位：患者取左侧卧位，暴露肛门，臀下垫治疗巾。

3. 修剪肛管长度，润滑肛管前端 10cm，肛管置入 7～10cm（小儿置入 1～
2cm）。置管过程动作轻柔，遇阻力调整肛管位置，缓慢置入或重置，忌蛮力硬
性操作。

4. 选用正确浓度和容量三氧气体，取气后即刻倒转注射器，使注射器针头向
上，避免气体泄漏。

5. 置管和拔管时，嘱患者深呼吸调整情绪，放松肛门括约肌，缓慢注入适合
剂量和浓度的三氧气体。如果患者有不适或便意及时停止操作。

6. 治疗全过程对病人观察和监测，治疗后患者卧床休息 10～30min，防止
坠床。

七、治疗参数

（一）三氧浓度

建议三氧气体浓度为 10～35μg/ml，可根据疾病病情、治疗次数和时间、应激状态的轻重程度不同而调整，一般使用 30μg/ml。例外的是，Knoch（1987/1995）通过溃疡性结直肠炎大样本研究提出，在溃疡性结肠炎急性出血、溃疡或损伤感染时选用剂量从高浓度 60～70μg/ml 开始，出血控制后逐渐降低三氧浓度至 30μg/ml。

（二）治疗频率

住院患者每日 1 次，门诊患者酌情每周 1～3 次。

（三）治疗疗程

每个疗程 10～20 次。

（四）治疗剂量

未成年患者根据年龄及身高体重使用不同剂量（三氧疗法马德里宣言 2015 年版建议：28d 至 11 个月 15～20ml，1～3 岁 20～35ml，3～10 岁 40～75ml，11～15 岁 75～120ml），成年人剂量一般为 150～300ml。

[引自：《转化医学杂志》，2020，9（1）：1-3]